New Developments in Angiography Research
Biomedical Devices and Their Applications

血管造影术最新进展

——生物医学设备及其临床应用

主　编　〔美〕　肯德里克·I.桑德
　　　　　　　安德森·M.约翰逊

主　译　金　龙

天津出版传媒集团
天津科技翻译出版有限公司

著作权合同登记号：图字：02-2013-233

图书在版编目（CIP）数据

血管造影术最新进展：生物医学设备及其临床应用/（美）桑德（Sanders，K. I.），（美）约翰逊（Jackson，A. M.）主编；金龙等译. —天津：天津科技翻译出版有限公司，2016.2

书名原文：New Developments in Angiography Research：Biomedical Devices and Their Applications

ISBN 978-7-5433-3590-5

Ⅰ.①血…　Ⅱ.①桑…　②约…　③金…　Ⅲ.①血管造影　Ⅳ.①R816.2

中国版本图书馆 CIP 数据核字（2016）第 013590 号

中文简体字版权属天津科技翻译出版有限公司。

授权单位：Nova Science Publishers, Inc.
出　　版：天津科技翻译出版有限公司
出 版 人：刘 庆
地　　址：天津市南开区白堤路 244 号
邮政编码：300192
电　　话：(022)87894896
传　　真：(022)87895650
网　　址：www.tsttpc.com
印　　刷：山东鸿君杰文化发展有限公司
发　　行：全国新华书店
版本记录：787×1092　16 开本　8.5 印张　0.5 印张彩插　220 千字
　　　　　2016 年 2 月第 1 版　2016 年 2 月第 1 次印刷
　　　　　定价：80.00 元

（如发现印装问题，可与出版社调换）

译者名单

主　译

金　龙　首都医科大学附属北京友谊医院介入放射科

译　者（按姓氏笔画排序）

王　龙　北京大学人民医院心内科

王　健　北京大学第一附属医院介入血管外科

苏天昊　首都医科大学附属北京友谊医院介入放射科

陈　广　首都医科大学附属北京友谊医院介入放射科

钱晓军　首都医科大学附属北京朝阳医院放射科

綦维维　北京大学人民医院放射科

编 者 名 单

T. Jonszta

Comprehensive Stroke Center, Department of Radiology, University Hospital Ostrava, Ostrava, Czech Republic

M. Kuliha

Comprehensive Stroke Center, Department of Neurology, University Hospital Ostrava, Ostrava, Czech Republic

M. Roubec

Comprehensive Stroke Center, Department of Neurology, University Hospital Ostrava, Ostrava, Czech Republic

R. Herzig

Comprehensive Stroke Center, Department of Neurology, Faculty of Medicine and Dentistry, Palacký University and University Hospital, Olomouc, Czech Republic

D. Šaňák

Comprehensive Stroke Center, Department of Neurology, Faculty of Medicine and Dentistry, Palacký University and University Hospital, Olomouc, Czech Republic

V. Procházka

Comprehensive Stroke Center, Department of Radiology, University Hospital Ostrava, Ostrava, Czech Republic

D. Školoudík

Comprehensive Stroke Center, Department of Neurology, University Hospital Ostrava, Ostrava, Czech Republic
Comprehensive Stroke Center, Department of Neurology, Faculty of Medicine and Dentistry, Palacký University and University Hospital, Olomouc, Czech Republic

Zhonghua Sun

Discipline of Medical Imaging, Department of Imaging and Applied Physics, Curtin University, Perth, Australia

Rui Liao

Siemens Corporate Research, Princeton, NJ, US

Nader Sawiris

Department of Neurological Sciences, Rush University Medical Center Chicago, IL, US

Shyam Prabhakaran

Department of Neurological Sciences, Rush University Medical Center Chicago, IL, US

Raquel Gil-Gouveia

Department of Clinical Neurosciences (UNIC), Instituto de Medicina Molecular (IMM), Lisbon Faculty of Medicine, Lisboa, Portugal
Headache Outpatient Clinic, Hospital da Luz, Lisboa, Portugal

Isabel Pavão Martins

Department of Clinical Neurosciences (UNIC), Instituto de Medicina Molecular (IMM), Lisbon Faculty of Medicine, Lisboa, Portugal

Marzia Leacche

Department of Cardiac Surgery, Vanderbilt Heart and Vascular Institute, Vanderbilt University, Nashville, TN, US

Annemarie Thompson

Department of Anesthesiology, Vanderbilt Heart and Vascular Institute, Vanderbilt University, Nashville, TN, US

David X. Zhao

Department of Cardiology, Vanderbilt Heart and Vascular Institute, Vanderbilt University, Nashville, TN, US

Bernhard J. Riedel

Department of Anesthesiology, Vanderbilt Heart and Vascular Institute, Vanderbilt University, Nashville, TN, US

John G. Byrne

Department of Cardiac Surgery, Vanderbilt Heart and Vascular Institute, Vanderbilt University, Nashville, TN, US

Y. Bentoutou

National Center of Space Technology (CNTS), Arzew, Algeria

N. Taleb

Department of Electronics, University of Djillali Liabes, Sidi Bel Abbes, Algeria

中文版前言

　　血管造影术及血管腔内治疗是介入放射学的重要组成部分。近年来，影像学和介入放射学技术的迅速发展与融合极大推动了血管疾病诊治水平的提高。对于各级介入医师及相关临床医师而言，及时了解并掌握这一学科领域的最新进展是非常重要的。

　　本书涵盖了血管造影研究的最新进展。其主要内容包括：急性缺血性脑卒中的血管腔内治疗，CT血管造影在心血管疾病诊断中的应用，电生理手术中基于导管、联合呼吸运动补偿的二维/三维图像融合技术，与血管造影和血管腔内操作相关的头痛，冠状动脉血管重建杂交手术和常规术中血管造影以及数字减影血管造影（DSA）过程中的图像配准技术等。

　　希望各级介入及临床医师通过本书可以及时了解国际上血管造影研究的最新进展，为推动我国血管造影研究起到积极作用。

　　翻译中的错误及不足之处恳请读者批评指正。

前　言

本书涵盖了血管造影研究的最新进展。其主要内容包括:急性缺血性脑卒中的血管腔内治疗;CT血管造影在心血管疾病诊断中的应用;电生理手术中基于导管、联合呼吸运动补偿的二维/三维图像融合技术;与血管造影和血管腔内操作相关的头痛;冠状动脉血管重建杂交手术和常规术中血管造影;数字减影血管造影(DSA)过程中的图像配准技术。

第1章　脑卒中是发达国家中最常见的致死和致残性疾病。缺血性脑卒中(IS)在欧洲和北美占所有脑卒中患者的80%~85%。IS最常见的病因是脑动脉的急性闭塞,发病后3~6小时的IS患者中,超过70%检查可见急性脑动脉闭塞。IS患者发病后第1个月内的死亡率为10%~17%,恶性脑梗死患者的死亡率甚至高达75%。最终,IS患者发病3个月后仅约30%能生活自理。这也说明治疗IS非常重要。

第2章　心血管疾病是发达国家中最主要的发病和致死原因之一。尽早发现和诊断该病对于提高疗效及改善患者预后至关重要。

医学影像学在心血管疾病的诊断中发挥着重要作用。由于在过去几十年中多排螺旋CT的出现和随后相关技术的快速发展,目前CT血管成像已被认为是心血管疾病的首选影像学检查方法。

最具危险性的心血管疾病包括颈动脉狭窄、冠状动脉疾病、主动脉夹层、主动脉瘤、肺动脉栓塞和外周动脉疾病等。本章总体回顾CT血管造影在心血管疾病诊断中的应用,重点关注CT血管造影和侵入性血管造影在诊断准确性方面的差异。

第3章　对连接于左心房(LA)的肺静脉(PV)行导管射频消融(RFCA)通常在透视引导下操作。然而,X线不能很好地区分软组织和展示重叠的解剖结构,3D容积CT图像融合透视技术已被证明有助于组织和解剖结构的可视化并引导电生理(EP)手术过程。不过,在电生理手术中容积CT和透视之间的在线图像融合是具有挑战性的难题,因为EP透视图像缺乏可辨别的特征。此外,呼吸运动也不利于CT容积图像和透视图像的融合。本章中,作者提出了一种基于导管技术,应用3D数据进行2D/3D图像配准和运动补偿的方法。其特别之处在于使用双平面透视图像上的冠状窦(CS)导管位置和CT容积图像上的冠状窦作为定位约束来实现2D/3D图像配准。对冠状窦导管行初始配准后，采用追踪 Lasso 电极导管在单 C 臂透视中位置以标定其在肺静脉中的运动，最终获得运动补偿的动态重叠影像。由于 CS 导管和 Lasso 电极导管在射频消融操作中已经常规使用，上述方法不需要使用额外的器械就能够获得消融点的正确动态位置。此外，所提方法只需要在开始 CS 配准时采集双平面透视图像，射频消融术中采用单 C 臂透视即能进行追踪电极导管和完成运动补偿，最大程度地减少了患者术中接受的 X 线剂量。在 466 帧透视图像中对上述推荐示踪算法的准确性进行评估，其平均误差保持在(0.66±0.37)mms。基于模拟和真实图像数据的定量验证也进一步表明了该方法在射频消融术中应用的可行性。

第 4 章 血管造影术是指使血管可视化的不同技术。常用的血管造影技术包括 CT 血管造影(CTA)、MR 血管造影(MRA)和 DSA。这些检查通常用于诊断血管疾病，例如：脑动脉瘤、动静脉畸形和动静脉瘘、脑血管痉挛、颅内动脉狭窄和血管炎等。在过去的几十年中，经导管血管造影、CTA 及 MRA 技术逐步得到改进。在很多情况下，非侵入性血管造影方法的诊断准确性已经可以与经导管血管造影相媲美。但在有些情况下，传统的血管造影仍然是许多血管疾病诊断的金标准。在另外一些情况下，为了更好地评估血管异常，联合使用多种血管造影技术是合理和必要的。本章中，作者将讨论血管造影研究方面的最新进展，包括脑血管疾病的 CTA、MRA 和 DSA 诊断新技术。

第 5 章 引言：虽然许多原发性头痛是由颅内血管的结构和功能改变引起的，但对于直接刺激动、静脉血管壁引发疼痛的研究极少。颅内血管内介入手术可被视为研究此类疼痛的模型。另一方面，颅内血管腔内介入操作术中或术后发生的头痛可能提示发生了颅内并发症，也可能仅仅是血管内操作引发的反应。

目的：本章中，作者回顾分析了血管造影和血管腔内介入治疗相关头痛的资料，尝试对其发生机制和发生部位进行研究。作者还试图分析此类头痛的临床特征，明确预测血管腔内介入治疗相关头痛发生的临床征象。

方法：回顾英语、法语及葡萄牙语相关文献。检索关键词包括血管性头痛、头痛、偏头痛、血管造影、栓塞和血管腔内介入，原发性头痛被排除。

结果：头痛(19%~65%)常发生在血管造影和血管腔内介入操作过程中，总是与特定的操作有关，这种头痛是尖锐、剧烈、短暂的，无伴随症状。它投射到头皮上手术涉及动脉供应的神经支配区。头痛(33%~47%)还经常出现在血管造影后 24 小时内，通常是自限性的、轻微和缺乏特征的。血管造影和血管内介入操作不会增加未来头痛复发的风险。

第 6 章 应用将冠状动脉搭桥术(CABG)与经皮冠状动脉介入治疗(PCI)相结合的杂交冠状动脉血运重建术治疗冠状动脉疾病。通常采用小切口开胸术或胸腔镜技术行左侧内乳动脉(LIMA)和左前降支(LAD)搭桥,PCI 支架植入则用于开通非 LAD 病变。这种杂交手术方法结合了冠状动脉搭桥和冠状动脉支架植入术的优势,换句话说,就是左侧内乳动脉–冠状动脉搭桥和非 LAD 血管支架置入术在治疗后通畅率方面的优势。对于非 LAD 血管病变,大隐静脉血管桥(SVG)术后 1 年的失功率平均高达 20%。相比之下,非 LAD 病变药物洗脱支架(DES)置入后 1 年的再狭窄率平均只有 9%。这一数据为上述杂交手术方法提供了有力的支持。

冠状动脉杂交手术可以分阶段进行——譬如先行 PCI 后行 CABG 或先行 CABG 后行 PCI。不过,目前冠状动脉杂交血运重建术越来越多是在专用的杂交手术室一站式完成。这种杂交手术室同时具有独立的外科手术室或导管室的功能。

在杂交手术室可以完成冠状动脉搭桥术后的常规血管造影。这有利于早期发现桥血管功能异常,及时同期手术纠正技术错误,提高桥血管的通畅率。在对非 LAD 血管行搭桥术时,这一点尤其重要。本章阐述了应用杂交手术这一冠状动脉手术新技术的优势和理由。

第 7 章 图像配准是数字减影血管造影(DSA)过程中的最重要的图像处理技术之一。在进行图像配准时,必须配准同一序列的多幅图像以减少患者的运动伪影。随后通过对配准的图像进行减影以利于观察疾病进展和(或)治疗过程。本章涉及一些最新的数字 X 线血管造影图像自动配准技术。第一种技术是基于 3D 空间–时间的运动观测及边缘观测方法。该方法需要选择一组控制点,通过检测峰值碘浓度的方法判定控制点像素值的变化是由对比剂流引起或是由运动引起。第二种技术是基于组合的不变量相似测量的模板配准方法进行局部相似性检测。第三种技术通过将前两种技术相结合,建立两个图像中的潜在匹配移动点之间的对应关系。相对前两种方法,第三种图像配准技术能够更好地消除患者的运动伪影,因此是首选的血管造影图像自动配准技术。

(陈广 译　金龙 校)

目　录

第 1 章

急性缺血性脑卒中的血管腔内治疗

T. Jonszta, M. Kuliha, M. Roubec, R. Herzig, D. Šaňák,
V. Procházka, D. Školoudík

1. 引　言

　　脑卒中是发达国家中最常见的致死和致残性疾病[1,2]。在欧洲和北美,缺血性脑卒中(IS)占所有脑卒中患者的 80% ~85%。IS 最常见的病因是脑动脉的急性闭塞,超过 70% 的 IS 患者在发病后 3 ~6 小时内接受检查可见急性脑动脉闭塞[3]。IS 患者发病后第 1 个月内的死亡率为 10% ~17%,恶性脑梗死患者的死亡率甚至高达 75%[4]。最终,IS 患者发病 3 个月后仅约 30% 能生活自理[2]。这也说明治疗 IS 非常重要。

　　脑动脉闭塞的部位和发病距血管开通的时间间隔是 IS 患者预后的独立风险因素。如能在发病 6 小时内早期开通闭塞血管,则患者发病 90 天后生活自理的概率将大大提高,死亡率也将明显降低[5]。

　　过去十年,用于加速动脉再通过程的介入技术发展极为迅速。除药物溶栓方法,尤其是静脉内(IVT)和动脉内溶栓技术(IAT)[6-8]外,与心脏缺血综合征的治疗类似,在神经介入领域也有多种机械血栓清除装置(如 Merci 取栓系统®,Penumbra 取栓系统®,Solitaire® 支架,Trevo Pro®,Catch 取栓器®,Phenox 取栓器®,BONNET 颅内血流恢复装置®,pRESET 血栓清除器®,直接植入支架,EkoSonic™血管内超声系统,In-Time™取栓装置,Amplatz 鹅颈微抓捕器®,Attracter-18™,Neuronet™ 引导装置,LaTIS 激光装置®,Possis Angiojet 系统®)经试验后投入临床使用,见表 1 – 1[9-14]。

　　对 53 个临床试验(共入组患者 2066 例)的荟萃分析结果显示:在 IS 患者中,未经特殊治疗而动脉早期再通(自发再通)者仅占 24.1%,经静脉内溶栓治疗后早期再通率为 46.2%,经动脉内溶栓治疗后早期再通率为 63.2%,联合应用静脉和动脉内溶栓后早期再通率为 67.5%,使用机械血栓清除装置后动脉早期再通率则高达 83.6%[5]。目前,针对急性缺血性脑卒中患者,血管腔内介入治疗作为一种新的早期血管开通技术正开展大规模的临床研究。然而,由于仅能在专业的医学中心开展,该技术的临床应用仍存在一定的局限性。

　　下面将介绍几种血栓清除装置、其临床试验结果以及一些正在进行的临床试验。

2. 血栓清除装置

2.1 Merci 取栓器(Concentric Medical,美国,加利福尼亚,山景城)

　　Merci取栓系统® 是一种以导管为基础的微创治疗系统,用于取出急性缺血性脑卒中患

表 1－1　用于治疗急性脑卒中的血栓清除装置[14]

装置类别	生产商	FDA 批准的适应证范围	临床使用情况
血栓抽吸装置			
Amplatz 血栓消融器	Ev3 Medical	用于透析通道内血栓的机械溶栓	已退市
AngioJet	Possis	用于外周静脉或动静脉通道内血栓的粉碎和清除	使用中
NeuroJet	Possis	N/A	已退市
Oasis 血栓消融器	Boston Scientific	用于透析通道内血栓的清除	已退市
Penumbra	Penumbra, Inc	用于急性缺血性脑卒中患者的血管再通	使用中
Vasco + 35	Balt Extrusion	N/A	美国以外的国家使用中
取栓装置			
Attractor-18	Boston Scientific	N/A	已退市
Catch	Balt Extrusion	N/A	美国以外的国家使用中
In-Time	Boston Scientific	用于外周血管、脑血管及冠脉内异物的取出	已退市
Merci	Concentric Medical	用于恢复脑血管系统中的血流	使用中
Phenox	Phenox GmbH	N/A	美国以外的国家使用中
TriSpan	Boston Scientific	N/A	已退市
超声溶栓装置			
EKOS	EKOS Corporation	用于向外周血管系统内灌注液体	使用中
OmniWave	OmniSonics	用于外周血管系统内的血栓清除及液体灌注	已退市
抓捕装置			
Alligator	Chestnut Medici Technologies, Inc.	用于外周及神经血管系统内异物的取出	使用中
Amplatz 鹅颈抓捕器	Ev3 Medical	用于冠脉、外周血管系统及颅外神经血管系统内非创伤性异物的取出或移动	使用中
EnSnare Device	Merit Medici Systems, Inc.	用于冠脉系统及中空器官内异物的取出或移动	使用中
Neuronet	Boston Scientific	N/A	已退市
Soutenir	Solution	N/A	美国以外的国家使用中
激光溶栓装置			
EPAR	Endovasix Inc.	N/A	已退市
LaTIS	Spectranetics	用于人工血管内的血栓清除	已退市

EPAR,血管内声光再通;FDA,食品与药品监督管理局;N/A,不适用。

者的颅内动脉血栓。该系统是最早用于急性缺血性脑卒中治疗的血栓清除装置之一。Merci 取栓系统®由三部分组成：Merci 取栓器，Merci 微导管和 Merci 球囊导引导管，见图 1–1。

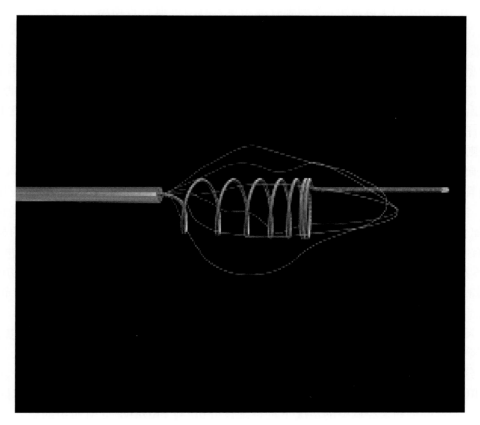

图 1–1　Merci V 系列取栓器(Concentric Medical，美国，加利福尼亚，山景城)。(见彩图)

　　Merci 取栓系统®由记忆合金(镍钛合金)丝制成，前端为螺旋形，这是为了从较大的颅内血管内取出血栓而设计的。Merci 取栓系统®经由 Merci® MC18L 微导管送至病变部位，释放后，取栓器部分恢复其螺旋形状，以捕获和取出血栓。Merci 取栓器与 Merci® 球囊导引导管配合使用，该导引导管有 8F 和 9F 两种型号，其前端带有顺应性的硅胶球囊。球囊为柔软的无损伤设计，充盈后在取栓过程中可以暂时阻断血流，从而预防取栓术中可能发生的远端栓塞。球囊导引导管有两个腔，一个用于充盈及抽空球囊，另一个作为进行脑血管介入治疗的通道。

　　针对不同的血管直径，目前有 10 种规格的 Merci 取栓器®应用于临床。最新一代的取栓器，即 V 系列产品，结合了前两代产品的特点，是目前最好的血栓清除装置。V 系列的特点是其近端捕获环可以拉伸，用于装载血栓，而远端的两个捕获环则不可拉伸，以便更好地捕获血栓。

　　Merci 取栓器®也可用于捕捉介入操作过程中遗留在中枢血管、外周血管以及冠状动脉系统内的异物。

　　Merci 取栓器® 2004 年首次被 FDA 批准应用于临床。2004 年至今，全球包括美国、欧洲、澳大利亚、新加坡以及加拿大接受 Merci 取栓器®治疗的患者已经超过 14 000 例。2010 年 5 月起，其应用的区域也拓展至日本。

已发表的研究

　　针对不同 Merci 装置的安全性和有效性,已经有 3 组前瞻性、单臂、非随机、多中心研究报道了其研究结果。在 MERCI Ⅰ 试验中,28 例患者应用该装置后的血管再通成功率为 64%。随后进行的前瞻性、非随机、多中心 MERCI Ⅱ 试验对脑卒中发病 8 小时内应用新型血栓清除装置(Merci 取栓器)开通闭塞的颅内大血管的安全性和有效性进行了研究。所有入组患者均为不适合静脉应用重组组织型纤溶酶原激活剂进行溶栓治疗者。其中,46% 患者的闭塞血管成功再通,再通成功率明显高于历史对照组的 18%($P < 0.0001$)。有临床意义的与操作有关的并发症发生率为 7.1%。症状性颅内出血(SICH)的发生率为 7.8%。患者中获得显著神经系统功能改善[定义为改良 Rankin 评分(mRS)评分 0 ~ 2 分]的比例达 46%,而历史对照组为 10%(相对风险 4.4,$P < 0.0001$)。两组患者的死亡率则分别为 32% 和 54%(相对风险 0.59,$P < 0.01$)[15]。

　　上述研究结果被联合 MERCI 国际多中心、前瞻性、单臂临床试验所证实。该研究入组 164 例颅内大血管闭塞导致缺血性脑卒中的患者,这些患者经静脉 rt-PA 治疗无效或不适合应用静脉 rt-PA 治疗。治疗与患者发病的时间间隔小于 8 小时。单纯使用 MERCI 者的血管再通成功率为 57.3%,配合动脉内 rt-PA 治疗者的血管再通成功率为 69.5%。症状性颅内出血的发生率为 9.0%。有临床意义的与操作有关的并发症发生率为 5.5%[16]。在未经调整的情况下进行统计分析,患者发病至治疗或发病至颅内血流再灌注的时间间隔与治疗的疗效之间没有确切的相关关系。按调整后的患者年龄、基线 NIHSS 及血糖水平等进行分析,则患者颅内再灌注的时间越晚,治疗后能生活自理的比例越低[17]。

　　已经发表的各项研究结果显示:使用血栓清除装置治疗后患者血管再通的情况是患者预后的最重要影响因素。该装置的血栓清除能力与患者的收缩压呈负相关[18]。

　　事后分析 MERCI(入组 68 例患者)和联合 MERCI(入组 81 例患者)试验中的患者,这些患者均符合 PROACT Ⅱ 试验的入组条件。结果显示,MERCI 组患者的预后较 PROACT Ⅱ 对照组的患者更好。在经过调整和未经调整的情况下进行统计分析,与 PROACT Ⅱ 对照组的患者相比,接受取栓的患者在死亡率方面均无显著性差异[19]。大脑中动脉 M2 段闭塞的患者与 M1 段闭塞的患者相比,在发生症状性脑出血、有临床意义的手术操作相关不良事件发生率、术后 90 天疗效以及术后 90 天内死亡率方面没有显著性差异。多因素分析结果显示,治疗后病变血管的开通情况是术后 90 天疗效最重要的独立影响因素[20]。

　　进一步的分析结果显示,单独应用 Merci 取栓装置行血栓清除术或在取栓基础上配合其他辅助性的血管内治疗方法可以获得较高的血管再通率(39%)。应用上述治疗方法成功开通大脑中动脉的脑卒中患者在预后和生存期方面均优于大脑中动脉未获开通的患者[21]。在 MERCI 和联合 MERCI 试验入组的椎基底动脉闭塞患者中,治疗后的血管再通率为 78%,患者死亡率为 44%,41% 的患者预后良好。MERCI 试验中入组患者的预后优于以往应用传统治疗的研究结果,提示应用血栓清除装置行血管再通有助于改善患者的预后[22]。

2.2 Penumbra 取栓系统® (Penumbra Inc.,美国,加利福尼亚,阿拉米达)

　　Penumbra 公司的缺血性脑卒中器械平台,Penumbra 取栓系统®(图 1 - 2),用于开通由血栓栓塞引起的血管闭塞。Penumbra 取栓系统® 已经获得 FDA 批准并获得欧共体认证。该系统是一个持续血栓抽吸装置,经抽吸管连接于抽吸泵的再灌注微导管可以产生 - 700mmHg 的吸力。在再灌注导管腔内有可以前后移动的泪滴样分离器,用于压实血栓,便于抽吸。作为一种非药物性的机械取栓器械,该器械可以在不使用溶栓药物的情况下单独开通血管,为患者提供了双重治疗选择。此外,该器械可以减少盲目穿越闭塞段血管可能带来的风险,因为该器械是从血栓近端开始起作用的。由于再灌注微导管柔软且有多种不同型号(0.26~0.54 英寸,1 英寸约 2.54cm),即使是 M2 或 A2 段这样细小的远端动脉分支也可以使用该器械成功再通。

已发表的研究

对血流分级为 TIMI 2 级或 3 级的 20 例患者(21 支血管)进行的一期临床试验结果显示,应用 Penumbra 可以获得 100% 的血管再通率。2007 年 9 月完成的二期关键性临床试验应用该器械治疗 125 例 TIMI 2 级或 3 级患者,血管再通成功率为 81.6%,围术期严重不良事件发生率为 3.4%,没有与器械本身相关的不良事件发生。症状性颅内出血(SICH)的发生率为 11.2%,全因死亡率为 32.8%。57.8% 的患者神经系统功能恢复良好(定义为出院时 NIHSS 评分 > 4 分)。按治疗后 90 天 mRS 评分 0~2 分为标准,患者中功能恢复良好者占 25%。应用 Penumbra 取栓系统® 成功开通病变血管的患者,其预后较未开通者更好[23,24]。

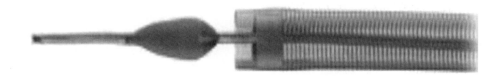

图 1-2 Penumbra 取栓系统®(Penumbra Inc.,美国,加利福尼亚,阿拉米达)。(见彩图)

第一个单中心研究结果和第一个上市后的多中心研究数据证实了上述结论。在一项包含美国及欧洲 7 个研究中心,应用 Penumbra 取栓系统® 治疗 139 例患者的回顾性病例研究中,应用该器械开通目标血管的技术成功率达 84%,与关键性试验得出的血管开通率和颅内出血率相近。实际上,术后 90 天有 40% 的患者 mRS 评分 ≤2 分,明显优于既往的研究[25]。因此,由关键性试验得出的关于 Penumbra 取栓系统® 安全性和有效性的结论有助于该器械的推广使用。

2.3 Solitaire™支架(Ev 3,美国,加利福尼亚,尔湾)

Solitaire™ AB(FR)神经血管重塑装置是唯一一种被设计用于封闭动脉瘤颈的可完全释放及回收的自膨式支架系统。该支架完全释放后也还可以完全回收,重新定位后再次释放(图 1-3)。

Solitaire™ AB(FR)支架用 0.016 英寸推送导丝经标准的 0.021 英寸或 0.027 英寸的微导管释放,其释放过程与颅内弹簧圈的释放类似。该支架可以多次释放及回收,以便调整至最佳的置入位置。即便遇到血管极度迂曲的情况,该支架也容易置入。该支架为开缝闭环设计,有良好的径向支撑力及抗折性能。该支架的解脱方式为电解。其有两种直径,分别为 4mm 或 6mm,长度为 26mm、31mm 和 41mm。

根据制造商的建议,这种支架被设计用于治疗颅内神经血管疾病。一开始,该支架仅被用于治疗宽颈动脉瘤。目前,该支架在脑卒中患者颅内血管的再通治疗中也取得了很好的疗效。

Solitaire™支架独特的设计使其具有双重功能:首先,其在血栓部位作为临时支架释放后可以作为临时的血流通路即刻恢复颅内血流。其次,该支架可用于取栓,利用其网眼捕获血栓并将其移除。该支架已被欧共体批准作为血流恢复装置使用。

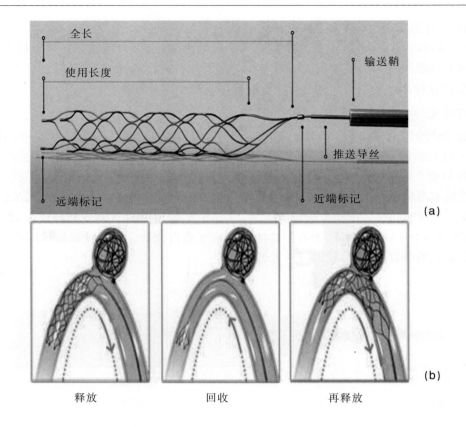

图1-3　(a,b)Solitaire™ AB(FR)神经血管重塑装置(Ev3,美国,加利福尼亚,尔湾)。

2.3.1 手术操作

　　局麻下选择股动脉入路,当患者极度焦虑不安时也可采用全身麻醉。针对前循环病变常选择8Fr或9Fr Merci球囊导引导管(Concentric Medical,美国,加利福尼亚,山景城)经股动脉鞘置入相应的颈动脉内。针对后循环病变则常选用6Fr Envoy导引导管(Cordis,美国,佛罗里达,迈阿密湖)行优势侧或可用的椎动脉选择性插管。以0.021英寸内径的Prowler Select Plus微导管(Cordis)或Vasco 21微导管(Balt,法国,蒙特默伦西)沿0.014英寸扭控微导丝插管至血管闭塞段远端。经微导管行血管造影明确血栓远端的血管情况。

　　Solitaire™ AB(FR)经0.021英寸微导管送入,跨越血栓闭塞段释放。支架到位后部分回撤微导管,直至其远端标记与支架近端标记重合。Solitaire™ AB(FR)释放后,行血管造影评价支架的位置和膨胀情况,以及原血管闭塞部位的血流恢复情况。血管造影后,将Solitaire™ AB(FR)保留在该位置3～7分钟,使支架充分膨胀。随后,轻轻回撤支架,将支架及推送微导管一起撤回至导引导管内。支架回收后立刻经导引导管回吸,以清除导引导管内可能存在的血栓碎片。如果血栓清除不满意,上述步骤可重复进行。彻底清洗支架后,该支架在术中最多可以重复使用5次。支架每次通过病变段血管后,如需重复使用,均需仔细检查支架结构是否完整。如反复操作仍无法成功取出血栓,或血管造影显示动脉粥样硬化导致血管形态欠佳,或支架释放后无法取出,可以像释放弹簧圈一样将该支架电解脱后永久置入病变部位。该支架的问题是径向支撑力不足,因而经常需要配合使用其他类型的支架。

　　机械血栓清除术也有其自身潜在的缺陷。与直接置入支架相比,其所需的手术时间较长。此外,支架回撤的过程中还存在血管内膜损伤的风险。幸运的是,血管内膜损伤在治疗过程中很少发生,但在动物实验中,病理检查发现该支架可造成轻微的血管内膜损伤。临床研究中,使用 Solitaire 装置时有发生血管痉挛和蛛网膜下腔出血的报道。

2.3.2 已发表的研究

　　Solitaire 装置在美国尚未被批准应用于临床,因而目前所有关于该装置的研究报道均来自不同的欧洲医学中心。Castano 等[26]报道应用 Solitaire 治疗 20 例由于前循环大血管病变导致的急性缺血性脑卒中。90% 的受治血管治疗后的再通分级达到了 TICI 2b/3 级,没有与操作相关的并发症发生。症状性颅内出血(SICH)的发生率为 10% ,其中 45% 在术后 3 个月时 mRS 评分≤2 分。该研究中使用的是用于覆盖动脉瘤颈的 Solitaire AB 支架,使用时先将支架释放 1~2 分钟,然后回收,连同血栓一起取出。平均使用 1.4 次可以实现血管再通。这种超越器械使用范围的成功应用催生了 Solitaire™ FR 的问世,后者是在 Solitaire™ AB 的基础上稍加改进而成,专门用于治疗急性缺血性脑卒中。

　　Machi 等[27]应用 Solitaire™ FR 治疗 56 例缺血性脑卒中患者,其中 50 例(89%)成功再通。操作相关并发症发生率为 9% ,其中 46% 的患者在出院时 mRS 评分≤2 分。每个患者取栓过程中支架通过病变的平均次数为 2 次(1~5 次)。支架首先在闭塞段血管内释放 3~7 分钟,然后将支架轻柔地回撤至导引导管内。在回撤完全释放支架的过程中,血管痉挛常见。2 例患者发生无症状的蛛网膜下腔出血,1 例发生 SICH。

　　类似的,Roth 等[28]应用 Solitaire™ FR 治疗 22 例急性缺血性脑卒中患者,其中 91% 治疗后的再通分级达到了 TICI 2a/b 或 3 级。发生 SICH 2 例,50% 的患者治疗后 90 天 mRS 评分≤2 分。取栓后 3 例发生血管痉挛,没有与器械相关的并发症发生。

　　Seifert 等[29]报道了应用 Solitaire™ 配合静脉或动脉溶栓治疗 4 例缺血性脑卒中患者,所有患者均获得了 TIMI 2 级或 3 级的血管再通,50% 的患者临床症状改善(术后 30 天平均 mRS 评分为 1 分)。1 例患者随访过程中死亡,另 1 例失访。

　　RECOST 试验的研究者使用 Solitaire™ FR/AB 装置治疗急性缺血性脑卒中,84% 患者的病变血管获得了 TICI 3 级血流[30]。该研究的目的在于评估脑卒中联合治疗方法的治疗时间、治疗安全性和有效性。治疗后 3 个月,54% 的患者 mRS 评分≤2 分,SICH 的发生率为 2% 。支架取出前在血管闭塞段的留置时间为 2~7 分钟。

2.3.3 病例 1

　　74 岁男性患者,因左半身偏瘫,左侧面神经麻痹,构音障碍,眼偏斜及偏侧空间失调(NIHSS 14 分)入院(卒中中心)。CT 血管造影(CTA)显示右侧颈内动脉(ICA)远端、大脑前动脉(ACA)和大脑中动脉(MCA)呈 T 形闭塞。患者有高血压及高胆固醇血症病史,每日口服阿司匹林 100mg 治疗房颤。患者自发病后 140 分钟开始接受静脉溶栓治疗(90mg rt-PA),溶栓过程中患者的临床症状无明显改善。因此,患者被送入导管室行闭塞动脉机械开通。图 1-4a 显示患者的颈内动脉呈持续的 T 型闭塞。该患者应用 Solitaire™ 取栓成功,发病 5 小时后目标血管获得了完全再通(图 1-4b~d)。出院时,患者残存左半身轻瘫(mRS 评分 2 分);CT 显示右侧基底节区有小缺血区。

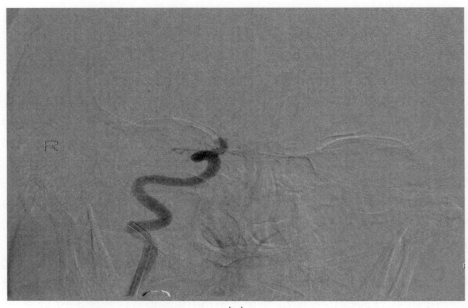

(a)

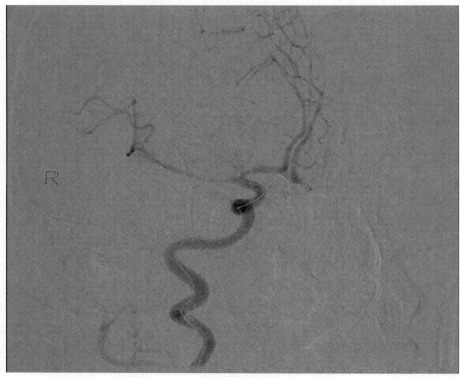

(b)

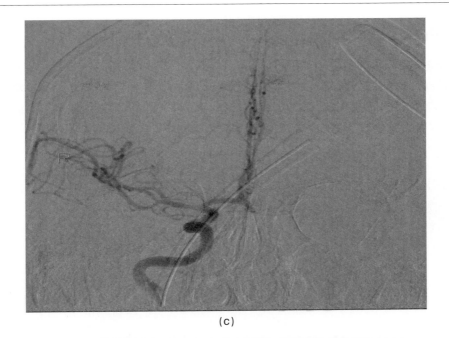

(c)

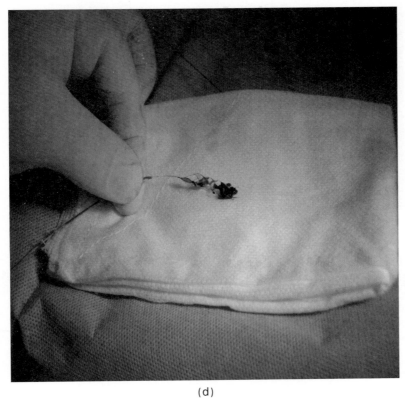

(d)

图 1-4　使用 Solitaire™ 支架开通大脑中动脉:颈内动脉远端闭塞(a);于大脑中动脉内释放 Solitaire 支架,血流恢复,也称临时旁路(b);成功清除血栓后大脑中动脉再通(c);Solitaire 撤出后即刻,可见支架框架上附着的血栓(d)。(d 见彩图)

2.4 Trevo Pro®（Concentric Medical，美国，加利福尼亚，山景城）

Trevo® 系统是目前在欧洲和加拿大使用的一种不可展开的类似支架的装置，尺寸为 4mm ×
20mm。该装置的主体非常柔软，可以很容易地通过迂曲血管，其远端封闭，以防止穿破血管（图 1
−5a,b）。该装置可用于直径 1.5～3.5mm 的血管。其支架金属框架的较薄部分朝向血管腔，以便
于捕获血栓，这与用以治疗颅内动脉瘤或颅内动脉粥样硬化的支架结构设计相反。

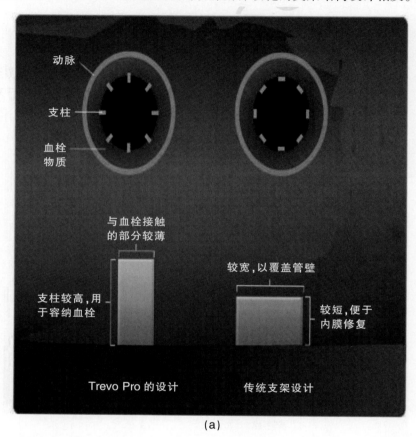

(a)

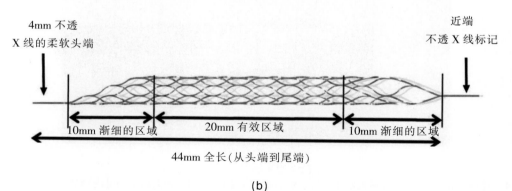

(b)

图 1−5　（a,b）Trevo Pro®（Concentric Medical，美国，加利福尼亚，山景城）。（a 见彩图）

Trevo® 系统经由内径 0.021 英寸的大腔微导管送入闭塞段血管内。其使用方法与 Solitaire™ 支架类似。该系统目前正在进行名为 Trevo 2 临床试验的重要研究[31]。

Mendonca 等发表了应用 Trevo® 系统治疗 13 例急性脑卒中患者(8 例 MCA 闭塞,5 例颈内动脉闭塞)的前瞻性研究结果。患者的血管再通率为 77%,无围术期并发症发生。术后随访 90 天,4 例患者(30%)死亡,另 4 例患者(30%)获得了功能独立性[32]。

2.5 Catch 取栓器®（Balt Extrusion,法国,蒙特默伦西）

Catch 取栓器® 借鉴了 Leo 支架的设计,由镍钛合金制成。事实上,它看起来就像是用于取栓的由细丝编织的网篮(图 1-6)。该装置的外径为 4mm,最大可用于直径 5mm 的血管。该装置需由内径为 0.0236 英寸的 Vasco +21 微导管送入。使用时必须先将微导管头端置于血栓下游至少 2cm 处,打开网篮,再将整个系统经 6F 导引导管撤出。Catch 网篮系统使用后无法重新装载于 Vasco 微导管内。Mourand 等报道了包含 40 例急性缺血性脑卒中患者的连续回顾性研究,血管再通成功率为 65% (TIMI 分级 2~3 级)。症状性颅内出血(SICH)发生率为 18%。围术期并发症发生率为 15%:4 例血栓破碎,2 例血管痉挛。无永久并发症发生。术后 90 天后,39% 的患者获得了良好的功能性结果 (mRS 评分≤2 分)。与没有成功开通血管的患者相比,成功开通血管的患者中术后 90 天获得良好功能性结果的患者更多(56.5% 比 7.7%),死亡率更低(30.0% 比 61.5%)[33]。

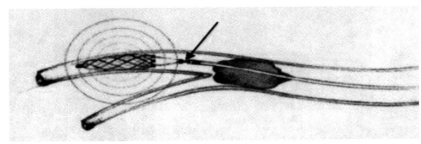

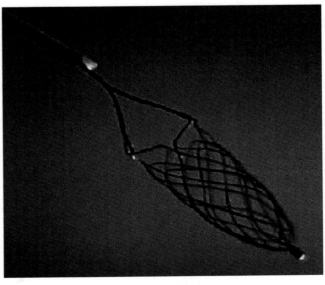

图 1-6　Catch 取栓器®（Balt Extrusion,法国,蒙特默伦西）。

2.6 Phenox 取栓器® (Phenox GmbH,德国,波鸿)

这家德国公司提供了设计独特的机械取栓系列产品。

Phenox pCR 取栓器® 是一种具有毛刷样结构的装置(图1-7)。其纤毛样结构是由尼龙(聚酰胺)纤维制成,直径由近端至远端逐渐增加。装置两端的纤毛还带有 X 线下可见的标记。该装置纤毛巨大的表面积有助于有效地清除血栓,装置与 3m 长的导丝相连,可经微导管送入体内。该装置头端长度为 22mm,有 3 种不同直径,适用于直径 1~3mm 的血管。pCR 经微导管送入,当送至血栓闭塞部位远端并释放后,装置的纤毛部分展开,血栓即可被捕获在纤毛结构中。随后,保持导引导管处于持续负压抽吸状态,缓慢将该装置回撤至导引导管中,直至撤出体外。

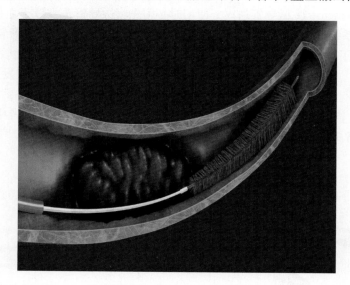

图 1-7　Phenox pCR 取栓器® (Phenox GmbH,德国,波鸿)。(见彩图)

CRC Phenox Clot Retriever CAGE® 与 pCR 类似,也是由聚酰胺纤维制成的取栓装置。与 pCR 不同的是,CRC 在其纤维刷的近端加了一个以镍钛合金丝编织的网笼(图1-8),帮助清除陈旧或坚硬的血栓。该装置有 2 种不同的尺寸,适用于直径 2~3mm 的血管。除此之外,该装置的聚酰胺纤毛、中心导丝、插入导丝,以及系统标记都与 pCR 系统完全一致。两种装置的置入、释放和最终的血栓清除过程也是相同的。

pCR 和 CRC 系统均只能单次使用,如果一次取栓失败则只能换用其他装置。

2.7 BONNET 颅内血流再通装置® (Phenox GmbH,德国,波鸿)

BONNET 颅内血流再通装置® 是一个自膨式的、内部包含尼龙纤维的镍钛合金网状结构(图1-9)。这些结构增大了装置的表面积,使其能够更好地固定血栓。该装置与一根插入导丝牢固相连,在装置两端有 X 线下可见的标识,装置大小为 5mm×35mm。

BONNET® 有很好的柔顺性,易于通过迂曲的血管。该装置可以重复使用,使用时经微导管送入,在血栓远端释放,也可以先将微导管前端部分或全部撤回至血栓内释放。同时将 BONNET® 及微导管后撤至导引导管内,闭塞段血流即有望恢复。该装置可在血栓远端或血栓内释放,如患者同时还有其他闭塞血管,该装置也可以重复使用。

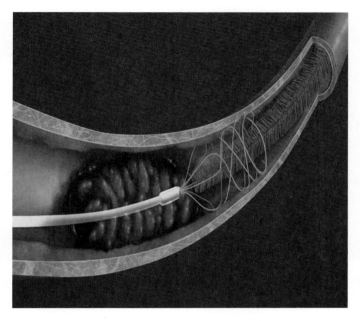

图 1-8　CRC Phenox Clot Retriever CAGE®（Phenox GmbH,德国,波鸿）。（见彩图）

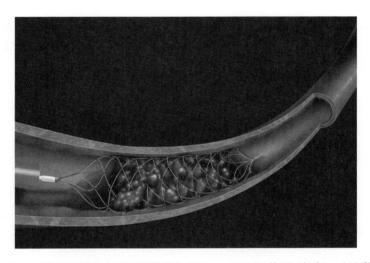

图 1-9　BONNET 颅内血流再通装置®（Phenox GmbH,德国,波鸿）。（见彩图）

短 BONNET 颅内血流再通装置是 BONNET® 装置的新改型。除尺寸变化外,新装置的外形也与原型有所不同,径向支撑力也较原型更强。短 BONNET® 也是一个自膨式的、内部包含尼龙纤维的镍钛合金网状结构（图 1 - 10）。该装置与一根插入导丝偏心性牢固相连,在装置两端有 X 线下可见的标识,可以通过迂曲的血管,安全、快速地恢复颅内血流。如患者同时还有其他闭塞血管,该装置也可以重复使用。该装置大小为 5mm × 23mm,适用于直径 > 2mm 的血管。其使用方法与 BONNET® 系统相同。

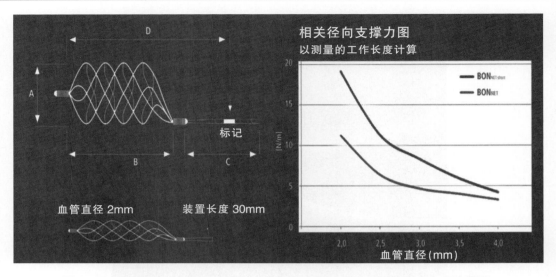

图 1-10　短 BONNET 颅内血流再通装置® (Phenox GmbH, 德国, 波鸿)。(见彩图)

2.7.1 病例 2

48 岁男性患者, 突发左半身偏瘫、左侧面神经麻痹及构音障碍(NIHSS 10 分)。发病后 6 小时脑部 CT 未见异常, CTA 发现 M1-MCA 闭塞。CT 灌注成像未见明确脑梗死征象。数字减影血管造影证实右侧大脑中动脉闭塞, 相应区域由大脑前动脉代偿供血(图 1-11a)。患者入院后 40 分钟采用 BONNET 装置行机械性血栓清除术, 治疗后即刻 MCA 成功再通(图 1-11b)。血管再通后患者的临床症状明显改善, 出院时无神经系统后遗症(mRS 评分 0 分)。

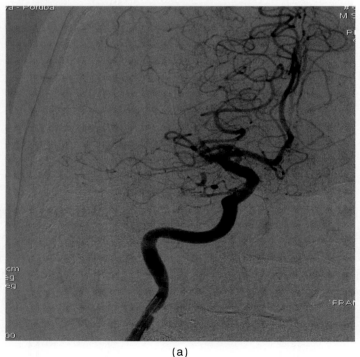

(a)

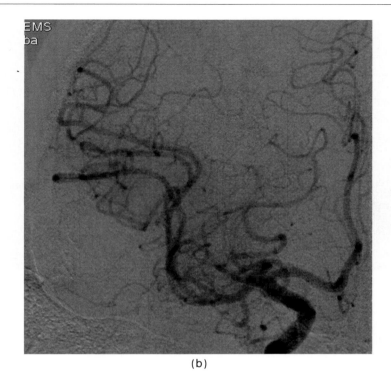

(b)

图 1-11　应用 BONNET® 系统开通大脑中动脉：右侧大脑中动脉完全闭塞，可见来自大脑前动脉供血区的侧支供血(a)；应用 BONNET® 系统成功开通大脑中动脉(b)。

2.8 pRESET 血栓清除器®（Phenox GmbH，德国，波鸿）

　　pRESET 血栓清除器® 是另一种全新的血栓清除装置。其激光切割和自膨式镍钛合金结构使其可以有效清除直径 2～4mm 血管中的栓子。优化的网孔设计以及螺旋形的裂隙结构使得该装置即便在小血管内也能保持网孔大小不变。该系统近端的闭环设计使得其网孔即便在装置回撤过程中也不会变化，同时还能保持稳定的径向支撑力（图 1-12）。pRESET 装置与一根插入导丝偏心性牢固相连，在装置两端有 X 线下可见的标识。该装置易于清洗，可在同一患者中重复使用。装置大小为 4mm×30mm，经由 0.021 英寸内腔的微导管释放，其使用方法与前面所描述的血栓清除系统相同。

2.8.1 病例 3

　　51 岁男性患者，因突发左半身偏瘫及构音障碍（NIHSS 16 分）入院。患者有长期酗酒及吸烟史。CTA 显示右侧 M1-MCA 闭塞。患者因心力衰竭正接受抗凝治疗，入院时 INR 值为 1.9，入院后血管造影证实大脑中动脉闭塞（图 1-13a）。患者于发病后 4 小时应用 pRESET 系统成功开通闭塞的大脑中动脉。随访 CT 显示仅在右侧基底节区有少许缺血改变，但患者的临床症状未见明显改善（出院时 mRS 评分 5 分）。

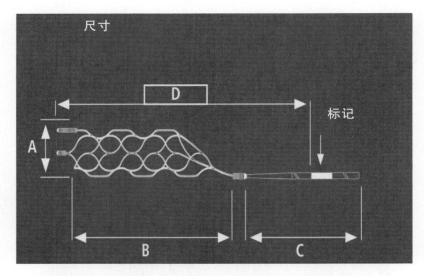

图 1-12　pRESET 血栓清除器®（Phenox GmbH，德国，波鸿）。

2.9 支架血栓清除装置的研究现状

随着技术的进步以及易用性的逐步提高,现代血栓清除装置的血栓清除率越来越令人鼓舞。Baker 等[34]回顾了各项临床试验和病例研究报道中涉及应用血栓清除装置治疗急性缺血性脑卒中的临床结果,共 87 篇文章,其中包括 18 项前瞻性单中心研究,7 项回顾性非随机对照研究,以及 62 组病例研究报道。所有前瞻性及回顾性研究均包含血管再通成功率的数据。血管再通率为 43% ~78%（MERCI 取栓器）和 83% ~100%（Penumbra 取栓系统）。其中 16 项研究评价了血栓清除后症状性颅内出血的发生率,均小于 11%。使用不同血栓清除装置时血管穿破或夹层的发生率为 0 ~7%。出现上述并发症的危险预测因素包括高龄、脑卒中病史以及较高的基线卒中危险评分,而成功的血管再通是预后良好的唯一预测因素[34]。这些研究的不足之处是没有对血栓破碎、远端栓塞以及血栓移位等情况给出全面的评价[35]。

在美国和欧洲正在进行三项测试应用可回收支架治疗急性缺血性脑卒中的临床研究。应用 Solitaire™FR 进行血栓清除的 SWIFT 试验正在进行（患者入组已完成）,该研究入组 200 例患者,拟对比 Solitaire FR 及 Merci 取栓器[36]。针对急性缺血性脑卒中患者动脉内血栓清除及其费效比的 THRACE 试验则对比了静脉溶栓与使用 Merci 取栓器、Penumbra 取栓系统、Catch 取栓器（Balt Extrusion,法国,蒙特默伦西）和 Solitaire™ FB 支架的疗效,拟入组患者 480 例。大血管闭塞血栓机械开通试验（TREVO 2）近期将于美国进行,拟对比 Trevo 系统与 Merci 取栓器治疗急性缺血性脑卒中的疗效。该研究拟入组约 178 例患者[37]。

正在进行的 IMS Ⅲ试验的目的在于探讨动静脉联合溶栓是否优于标准的静脉溶栓（标准溶栓剂量 0.9mg/kg rt-PA）。如果静脉给药后患者的血栓溶解,则不进行其他的动脉腔内治疗。如果静脉给药后动脉仍未开通,则经动脉给予最多 22mg rt-PA。动脉溶栓可与低能超声 EKOS® 微灌注导管和血栓清除装置配合使用。患者的临床结果以治疗后 3 个月的 mRS 评分进行评估。该研究共入组患者 900 例[38]。

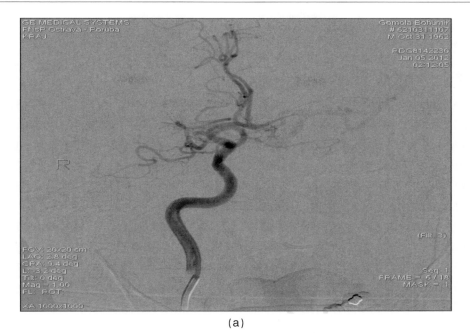

(a)

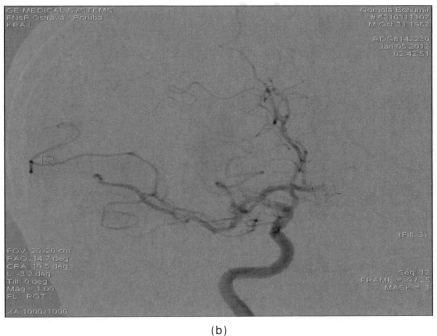

(b)

图 1-13　应用 pRESET 系统开通闭塞的大脑中动脉：右侧大脑中动脉闭塞（a）；应用 pRESET 系统行 2 次取栓操作后大脑中动脉再通（b）。

　　正在进行的应用机械血栓清除术（MR-RESCUE）取栓并开通血管治疗脑卒中的临床试验，有助于我们对比评价发病 8 小时内对前循环主要近端分支标准的静脉溶栓治疗和机械血栓清除术（应用 MERCI 或 Penumbra）的疗效[39]。

　　在进行神经介入（DAWN）试验特别清醒和晚期卒中的 DWI/PWI 和 CT 灌注评估中，大动脉闭塞的脑卒中患者是根据卒中发作 8 小时后的 MRI 或 CT 灌注成像结果筛选的。卒中发作 8 ~ 24 小时内进行治疗[40]。

2.10 直接植入支架

在急性缺血性脑卒中的介入治疗中,临时或永久性植入颅内自膨式微支架已获得成功。颅内支架植入常用于血栓清除术不成功的补救措施,或应用在成功溶栓治疗后发生早期血管再堵塞的患者中。支架血管成形术最早被用于治疗急性缺血性脑卒中患者溶栓治疗后的动脉残余狭窄。

应用颅内支架成形术,通过在血管闭塞段释放支架,可以将血栓压向周边,从而使血管再通。原血管闭塞段的血流重建将促进血栓前因子消失,同时恢复的血流可以使溶栓药物和位于支架网眼及动脉壁间的血栓物质更好地接触。

目前已有多种颅内支架被用于颅内动脉闭塞的治疗。1999 年,Phatouros 等率先报道应用球囊扩张式冠状动脉支架治疗基底动脉病变[41]。此类操作的围术期严重并发症发生率很高(高达 50%)。此后,自膨式颅内支架开始应用于临床。在过去一段时间内,颅内支架成形术被用于治疗经其他血管再通方法(如球囊血管成形术、经动脉溶栓术和网篮血栓清除术)治疗失败的患者。

自膨式颅内支架已被批准用于颅内动脉瘤和颅内动脉粥样硬化病变的血管重塑治疗。Enterprise 支架(Cordis Neurovascular,美国,佛罗里达,迈阿密湖),Neuroform 支架(Stryker,美国,马萨诸塞,纳迪克)和 Leo 支架(Balt Extrusion,法国,蒙特默伦西)被用于辅助栓塞宽颈动脉瘤。Leo 支架没有进入美国市场。Wingspan 支架(Stryker,美国,马萨诸塞,纳迪克)则被批准用于治疗颅内动脉粥样硬化性狭窄。Neuroform 和 Wingspan 支架都是开环结构,而 Enterprise 和 Leo 支架是闭环结构(图 1 – 14)[42]。闭环设计的支架在部分释放后可以重新回收至输送器内(Enterprise 支架释放不超过 70% 均可回收,Leo 支架释放不超过 90% 可回收)。

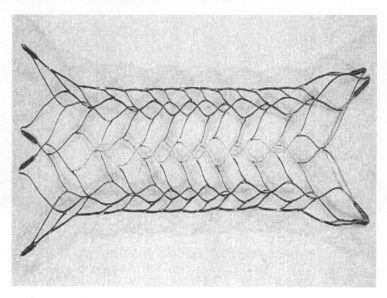

图 1-14　Enterprise 支架(Cordis Neurovascular,美国,佛罗里达,迈阿密湖)。

上述器械也被超范围应用于急性缺血性脑卒中的治疗。与其他专注于在血栓清除术失败后再行血管再通的治疗方法不同,近年来在不移除血栓的情况下恢复血流的技术正逐步受到更多的关注。

2.10.1 已发表的研究

Fitzsimmons 和 Nelson 所报道的病例是最早应用自膨式支架进行颅内血管开通的病例之一[43]。该例患者在经动脉灌注糖蛋白(GP)Ⅱb/Ⅲa 抑制剂未能开通闭塞段血管的情况下,在左侧大脑中动脉闭塞段植入了 Neuroform 支架。随后,出现了多项相关研究报道,其中 Levy 等的研究尤其引人注目[44],该研究小组也是应用自膨式支架治疗急性缺血性脑卒中的先行者。2007 年,该研究组报道应用支架治疗颅内动脉闭塞,技术成功率达 100%(16 个 Neuroform 支架,3 个 Wingspan 支架)。79% 的病变再通,TIMI 评分 2~3 分,4 例患者(22%)在术后 3 个月 mRS 评分≤3 分,2 例患者(11%)发生了症状性颅内出血(SICH)。

截至目前,多数颅内支架的临床研究都是回顾性的单中心研究,入组患者 9~20 例[45-49]。尽管入组例数较少,但在其他血栓清除装置失败的情况下,采用颅内支架成形术的血管再通率达 92%~100%[46,47,49]。另外,两组小规模临床试验报道颅内血管成形术的技术成功率为 60%~90%,临床显效率(mRS 评分 0~2 分或 NIHSS≤4)为 36% 和 74%[50,51]。Jovin 报道了应用颅内支架成形术治疗 25 例患者,其中 23 例的血管成功再通,1 例出现 SICH,1 例发生颈动脉夹层[52]。

最近,应用支架辅助再通治疗急性缺血性脑卒中的前瞻性 SARIS 研究报道了入组前 20 例患者的初步研究结果,患者的血管再通率(TIMI 分级 2/3 级)达 100%,SICH 的发生率为 5%[53]。随访 6 个月,55% 的患者 mRS 评分≤2 分,患者的死亡率为 35%。所有患者均未发生支架内再狭窄,血管造影显示所有患者均为 TIMI 血流 3 级[54]。

随着应用颅内支架治疗急性缺血性脑卒中的经验积累,其临床疗效也越来越令人鼓舞。颅内支架在技术上是可行的,多项研究结果显示其手术的技术成功率甚至可以达到 100%。支架植入后急性支架内血栓形成非常罕见,一旦出现,可以经动脉给予 GP Ⅱb/Ⅲa 抑制剂或将支架回收。与 Wingspan 和 Neuroform 支架相比,Enterprise 支架似乎具有更好的通过性能,尤其适用于通常因动脉粥样硬化导致动脉迂曲的急性缺血性脑卒中患者。自膨式支架在开通闭塞动脉时具有足够的径向支撑力。自 Levy 等首先报道了相关的研究结果以来,颅内支架植入后的血管造影表现持续改善。90% 以上的病变治疗后局部可获得 TIMI 2/3 级的血流。为避免发生支架内急性血栓形成,在支架成形术前应给予阿司匹林、氯吡格雷或 GP Ⅱb/Ⅲa 抑制剂等抗血小板药物。然而,如果患者之前接受了溶栓药物治疗,抗血小板药物的应用可能会导致 SICH。

应用颅内支架治疗急性缺血性脑卒中也有一些潜在的缺陷。永久性支架植入后需要长期服用抗血小板药物,以预防支架内血栓形成。支架成形术中应用 GP Ⅱb/Ⅲa 抑制剂或其他血小板抑制剂(Anopyrin®,Cardegic®)可能会增加颅内出血的风险。此外,支架后双联抗血小板治疗要持续至少 3 个月,这可能会增加接受静脉或动脉溶栓患者的出血风险。对于急性缺血性脑卒中患者而言,虽然其血管闭塞可能是由临时性的因素,如栓子栓塞引起的,但支架植入却是永久性的。支架植入后可能会发生迟发的支架内再狭窄。随着支架的逐渐扩张,原来血管内的血栓可能会被挤入穿支动脉。这一现象被称为松土效应,可以解释动脉主干支架成形术后穿支动脉供血区的缺血性脑卒中。这也是颅内支架技术的另一个缺点。

2.10.2 病例 4

61 岁女性患者,突发意识丧失、构音障碍及右半身偏瘫(NIHSS 15 分)。患者既往有高胆固醇血症病史,CTA 显示左侧大脑中动脉 M1 段闭塞。患者于发病后 115 分钟开始接受静脉溶栓治疗(80mg rt-PA),但临床症状未见改善。血管造影显示大脑中动脉持续闭塞(图 1-15a)。患者发病后 3 小时 50 分钟开始应用经皮颅内支架成形术开通闭塞段血管（图 1 – 15b）。随访 CT 显示左侧基底节区梗死。出院时,患者仍有严重的右侧偏瘫及完全失语(mRS 评分 5 分)。

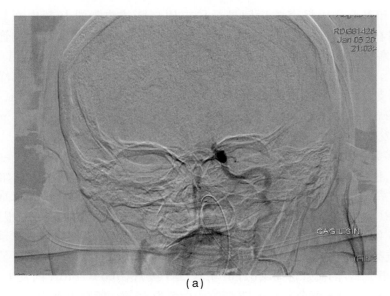

(a)

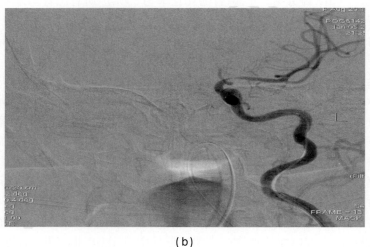

(b)

图 1–15　应用经皮球囊扩张及支架成形术治疗颈内动脉远端及大脑中动脉闭塞:血管造影显示颈内动脉远端闭塞(a);直接行支架植入术后,可见颈内动脉及大脑中动脉再通(b)。

2.10.3 病例 5

77 岁男性患者,因头晕、恶心以及逐渐加重的构音障碍和左半身偏瘫入院。患者既往有高血压及糖尿病病史。发病后 2 小时 50 分钟 CTA 显示基底动脉重度狭窄。患者被送至血管造影室的过程中,呼吸急促、意识障碍以及四肢瘫痪症状逐渐加重。患者随后接受了气管插管,血管造影显示左侧椎动脉狭窄,基底动脉闭塞(图 1 – 16a)。患者的介入治疗从发病 3.5 小时开始,但由于微导丝造成椎动脉硬膜段夹层形成,介入操作失败(图 1 – 16b)。随访 CT 扫描发现脑桥及小脑缺血性改变以及后颅窝蛛网膜下腔出血。患者出院时一般状况较差(mRS 评分 5 分)。

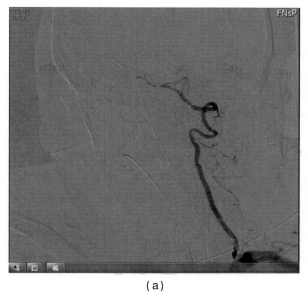

(a)

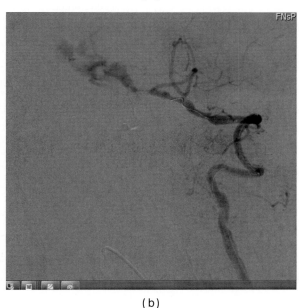

(b)

图1-16　基底动脉闭塞再通术中并发症：左侧椎动脉弥漫性动脉粥样硬化病变，左侧椎动脉 V3 段及小脑后下动脉开口以远动脉管腔闭塞(a)；由微导丝通过造成的椎动脉医源性夹层(b)。

2.11 Endovascular Sono-Lysis—EkoSonic™血管内超声系统(EKOS 公司,美国,华盛顿,博塞尔)

　　尽管对于超声加速血栓溶解的复杂机制还缺乏充分的了解,但有学者假设超声波可以通过机械性破坏血栓结构以及增加溶栓药物在血栓内的渗透来加速酶蛋白溶解过程[55]。也有学者认为：超声波能通过机械性地破坏复杂的分子,使纤溶酶与其抑制剂的结合分离,直接激活纤溶酶。或是通过刺激血管内皮,增加纤溶酶的产生[56,57]。超声波可以通过增加内皮细胞内氧化亚硝酸盐的产生,导致外周血管(毛细血管)一过性扩张[58,59]。超声溶栓的可能机制还包括其产生的辐射应力以及声空化效应[60]。

超声溶栓有两种可能的途径:经颅非接触溶栓和经血管途径溶栓。

EkoSonic™血管内超声系统(EKOS公司,美国,华盛顿,博塞尔)的作用机制在于通过非空化、高频、低能超声使溶栓药物,如rt-PA更好地渗透到血栓内部,从而实现药物的局部靶向释放,加速溶栓和血管再通过程。由生产商进行的体外试验已经证实了上述理论(图17a,b)。该系统包含一根供单次使用的EKOS MicroLys US灌注导管,供神经介入使用的是EkoSonicSV™(导管3F/150cm,沿0.014英寸导丝送入),供外周介入使用的是EkoSonic™(沿0.035英寸导丝送入)。上述导管的外径很小,可以很容易地经6F导引导管送入,这与其他同类装置相比具有很大优势。导管有中空的端孔灌注腔,导管头端有圆柱形的压电换能器,可以将高频能量转换成超声波。EkoSonicSV™导管的换能器在频率为1.4~1.9MHz时可以输出0.45W的能量。超声能量可以导致非空化纤维蛋白链变薄及纤维蛋白基质松弛,从而增加了与纤溶酶原/胞浆素结合的纤溶酶原激活受体靶点。结合后的纤溶酶原/胞浆素由α2-抗纤维蛋白溶酶的抑制作用保护。依据生产商给出的数据,与传统的导管局部溶栓相比,超声作用下的血栓每小时可以多吸收48%的rt-PA。体外试验中,超声溶栓的速度比传统单纯导管溶栓快4倍。使用EkoSonicSV™溶栓更加均匀和完全,残存栓子较少,由栓子碎片移位造成远端栓塞的风险也较小。在超声溶栓导管头端有温度感受器,在溶栓过程中持续监测温度变化。温度升高可能意味着血管开通或超声波能量聚集于血栓或邻近组织内。由于操作过程中持续监测输出功率和导管头端温度,这种治疗方法导致血管壁和邻近组织损伤的风险很低。鉴于此,与标准的溶栓治疗相比,该方法可以用较少的溶栓药物更迅速地开通闭塞血管。

该治疗系统的其他组成部分还包括产生特定频率超声波,并监测输出能量及导管头端温度的中央控制单元(图17a,b)。

2.11.1 已发表的研究

一项 I 期临床试验发表了其应用EkoSonicSV™的初步临床研究结果。14例患者中,尽管部分患者血栓负荷较大,但治疗60分钟时的血管再通率达60%[61]。在脑卒中介入治疗(IMS)II研究中,该设备也得出了令人鼓舞的结果[62]。治疗60分钟和120分钟时血管完全再通的患者分别有12例(41%)和20例(68.9%)。研究者进而总结并比较了IMS II和IMS I的临床试验结果,在IMS I试验中,23例患者中的7例(30.4%)治疗后血管再通。如果将两组试验结果综合考虑,应用EkoSonicSV™导管溶栓组患者治疗120分钟后的血管完全再通率为68.9%,而标准微导管灌注溶栓组患者的血管完全再通率为53.3%。由于有了这样令人鼓舞的结果,目前急性脑卒中NINDS rt-PA资助的IMS III试验正在全球60个卒中治疗中心进行[38]。此外,IMS II试验中,81例患者中8例(9.9%)发生了症状性颅内出血,其中包括1例(1/26,3.8%)单纯使用静脉rt-PA溶栓的患者和1例虽使用超声微导管但仅行药物灌注溶栓的患者。所有入组患者均未出现血管穿破、蛛网膜下腔出血及颅内动脉夹层等并发症。

根据笔者的经验,尽管EkoSonicSV™导管头端带有不能弯曲的超声换能器,该导管还是很容易被送入目标血管,在该导管使用中也未发现由器械操作导致的远端栓塞[63]。然而,在Janjua的研究中,远端栓塞风险被视为一个问题,尽管在该研究中出现的远端栓塞并未造成严重的临床后果[64]。在其他一些研究中,远端栓塞则没有出现[65,66]。IMS III试验中,患者的血栓溶解时间(35分钟)明显较IMS II试验(1小时的血栓完全溶解率为41.1%)短,这可能是由于IMS III试验中血栓更为新鲜所致。

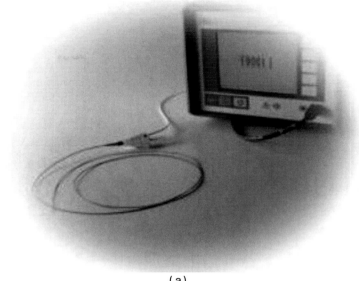

(a)

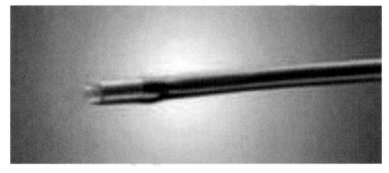

(b)

图 1-17 EkoSonic™血管内超声系统(EKOS 公司,美国,华盛顿,博塞尔)。(见彩图)

2.11.2 病例 6

60 岁女性患者,因右侧肱骨颈骨折入院。入院 4 小时后,在接受保守治疗时,患者突发失语及右半身偏瘫(NIHSS 19 分)。患者既往有高血压、高胆固醇血症、缺血性心脏病冠状动脉旁路分流术及糖尿病病史。即刻 CT 扫描未见脑缺血及出血征象,CTA 显示双侧椎动脉汇合部重度狭窄,基底动脉闭塞(图 1-18a)。CT 灌注成像显示后颅窝结构及枕叶达峰时间延迟,但未见血流量及血流参数改变。患者被送至血管造影室,左侧椎动脉造影发现基底动脉闭塞。先于基底动脉近端狭窄段植入 3.5/20mm Wingspan 颅内支架(Boston Scientific,美国,加利福尼亚,弗里蒙特)(图 1-18c),再用 EkoSonic™导管行溶栓治疗。至患者发病后 8 小时,基底动脉完全再通(图 1-18d)。随访 CT 显示脑干部位小梗死灶(图 1-18e)。患者出院时残留构音障碍及右半身偏瘫(mRS 评分 4 分)。

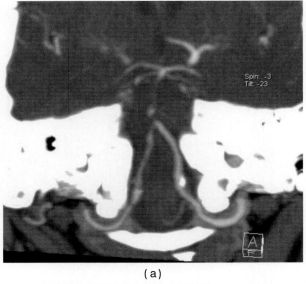

(a)

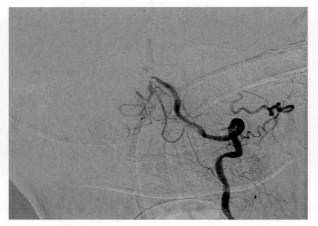

(b)

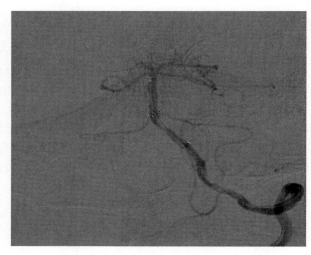

(c)

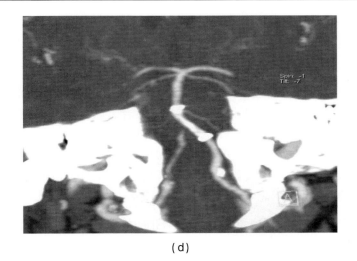

(d)

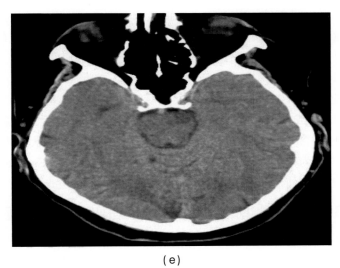

(e)

图 1-18 应用 EkoSonic™ 血管内超声系统行血管内超声溶栓开通基底动脉。CTA 显示与椎动脉相连的基底动脉近端重度狭窄,基底动脉远端管腔闭塞;基底动脉尖端及大脑后动脉由来自后交通动脉的侧支循环代偿供血(a)。血管造影显示左侧椎动脉远端及基底动脉闭塞(b)。对基底动脉近端狭窄行经皮经腔血管成形术,应用 Wingspan 支架(3.5×15)。在给予 rt-PA 35 分钟后以 EkoSonic™ 行微导管超声溶栓(c)。随访 CTA(最大密度投影,MIP)显示支架植入后基底动脉血流通畅,双侧小脑前下动脉、小脑上动脉及小脑后动脉充盈正常。右侧椎动脉可见重度狭窄(d)。术后第 2 天 CT 扫描显示左侧脑桥及右侧大脑后动脉 - 距动脉供血区梗死(e)。

2.12 其他血管内光声再通试验装置—EPAR® (Endovasix Inc.,美国,加利福尼亚,贝尔蒙特)

EPAR® 是一种基于激光技术的机械性血栓粉碎装置(血管内光声再通—EPAR®)。该装置是一根带有亲水涂层的 3F 微导管,其尖端带有 5 个窗口。每个窗口都与一根光纤相连。以每秒 1000 次光脉冲传播的光能在光纤的头端被转化为声能,进而产生微空泡。通过空泡的膨胀和萎陷可以产生吸力,将血栓吸入导管头端侧面的窗口内。在导管头端,血栓被乳化成亚毛细血管大小的颗粒(体外试验中颗粒大小为 1~10μm)并排放出来。这一系统较激光消融系统能更快地乳化血栓,其应用的主要目的在于通过机械溶栓减少溶栓药物的用量。

2.12.1 相关研究

Berlis 等的研究入组了 34 例患者(中位 NIHSS 19)[67]。其中,10 例患者颈内动脉闭塞,12 例患者大脑中动脉闭塞,11 例患者椎基底动脉闭塞,1 例患者大脑后动脉闭塞。治疗后患者的总体血管再通率为 41.1%。18 例患者(中位 NIHSS 18)单纯使用 EPAR® 系统,其中 11 例(61.1%)血管成功再通,平均手术操作时间为 9.65 分钟。还有 16 例患者(中位 NIHSS19)未完成 EPAR® 治疗,治疗过程中 13 例经动脉给予 rt-PA 溶栓,1 例患者出现与 EPAR® 使用相关的不良反应,2 例患者出现症状性颅内出血(5.9%)。患者的死亡率为 38.2%。遗憾的是,该装置已经退市。

2.13 Revive™ SE 取栓器(Codman and Shurtleff, Inc., Johnson and Johnson Company,美国,马萨诸塞,雷纳姆)

Revive™ SE® 是一种取栓系统。其自膨式的镍钛合金网篮既可用于临时开通闭塞段血管,又可用于取栓。该网篮经微导管直接送入血栓内或其远端血管内,并可反复收放数次。网篮的远端被设计成封闭结构,以更有效地容纳血栓,防止血栓脱落造成远端血管栓塞。

Revive™ SE 于 2011 年 2 月获得 CE 认证,但在美国尚未被批准销售。

Rohde 等报道了应用 Revive™ SE 治疗急性大血管闭塞的初步试验结果。10 例患者的闭塞血管均成功开通(TICI 2b 级 或 3 级),没有与器械使用相关的并发症发生。术后 1 个月,6 例患者的临床评分改善超过 8 分或 NIHSS 0~1;3 例患者死亡。2 例患者发生症状性颅内出血[68]。

针对该器械有一项名为 RIVER I (Reperfuse Ischemic Vessels with Endovascular Recanalization)的德国单臂研究正在进行。使用该器械进行溶栓治疗前应行 MRI 检查。

2.14 Penumbra Separator™3D® (Penumbra,美国,加利福尼亚,阿拉米达)

Penumbra 3D 血栓分离器® 是 2012 年 1 月推出的一种新产品,用于清除急性缺血性脑卒中患者的动脉内血栓。其结构设计类似于一种复杂的 3D 网篮。其框架支杆及复杂的结构设计目的在于牢固地捕获并将血栓取出。像其他支架取栓装置一样,该装置经微导管送入血管闭塞段,血栓取出过程中需经导引导管持续抽吸回血。

在 ABC-WIN 研讨会上,M. Knauth 教授报告了针对 3D 分离器的欧洲评估数据[69]。源自欧洲 6 个研究中心的初步研究结果显示使用该器械的血管再通成功率约为 90%,且该器械即便在迂曲的血管中也能很好地通过。

2.15 Mindframe Capture LP® (Mindframe Inc.,美国,加利福尼亚,尔湾)

Mindframe Capture LP® 是另一种结构与支架类似的、用于临时开通闭塞血管及有效取栓的装置(图 1-19)。

该装置的优势在于可以兼容内腔直径 0.0165 英寸的 10/14 微导管。该装置于 2011 年 8 月获得 CE 认证。应用该器械治疗缺血性脑卒中的研究最早由 Karolinska 大学医院神经放射科的 Tommy Andersson 博士完成。Tommy Andersson 博士认为 Mindframe Capture LP® 具有良好的通过迂曲血管的能力,血管再通成功率也令人满意。

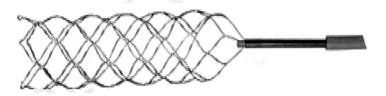

图 1-19　Mindframe Capture LP® 。

2.16 Acandis APERIO® 系统（Acandis Gmbh and Co. KG，德国，普福尔茨海姆）

Acandis APERIO® 系统是一种结构类似自膨式支架的取栓系统，可经 0.027 英寸内腔的微导管送入。该装置具有良好的追踪性能和血栓清除率（约 80%）（图 1-20）。针对该装置没有相关的研究结果发表。

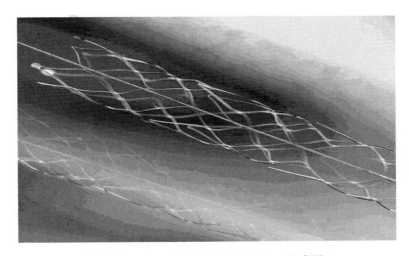

图 1-20　Acandis APERIO 系统® 。（见彩图）

2.17 Possis Angiojet 系统® （Possis Medical，美国，明尼苏达，明尼阿波利斯）

这种 5F 外径的取栓系统利用高压快速盐水射流产生的文氏流变效应粉碎和抽取血栓。应用该装置再通颈内动脉的病例报道已经发表[70]。

2.18 Latis 激光装置® （Spectanetics，Colorado，美国，科罗拉多，斯普林斯）

这也是一种头端带有激光装置的微导管系统。通过注射对比剂将能量从导管传入血栓中。针对该装置安全性和有效性的研究在入组 12 例患者后中止。原因是将该导管送至血管闭塞部位较为困难。这种装置尚未上市销售。

2.19 Amplatz 鹅颈微抓捕器® （Ev 3 Medical，美国，明尼苏达，普利茅斯）

该系统由微导管、抓捕器和扭控装置组成。微抓捕器由镍钛合金丝及其前端镀金的钨环构成。用于捕获并去除坚硬的血栓。当血栓较软时,可以用抓捕器反复通过血栓,以破坏血栓结构。

2.20 Attracter-18™ (Boston Scientific/Target Therapeutics,美国,加利福尼亚,费利蒙)

另一种所谓的鹅颈抓捕器,最初被设计用于取出颅内动脉瘤栓塞过程中意外脱落的弹簧栓子。这些装置最初都不是设计用于急性缺血性脑卒中患者的取栓治疗的。

2.21 Neuronet™Guidant Device® (Guidant Corp,美国,加利福尼亚,坦密库拉)

Neuronet 是一种自膨式网篮系统,使用时经微导管送至血栓远端的血管内,展开后回撤,可以将血栓拉回至微导管内。

2.22 In-Time™取栓装置® (Boston Scientific,美国,马萨诸塞,波士顿)

与 Neuronet Guidant Device 的使用方法相同。

2.23 介入操作技术

在笔者所在的科室,多数介入操作在镇静或全身麻醉下进行。通常选用股动脉入路,对少数髂动脉闭塞的患者也可采用肱动脉入路。6F 或 8F 导管鞘及 4F 造影导管沿亲水导丝送入。首先行全脑血管造影评估血管闭塞部位及侧支循环形成的情况。如决定行血管内再通治疗,则先将导引导管送入颈内动脉或椎动脉,再沿 0.010 英寸或 0.018 英寸导丝将微导管送至血管闭塞部位。笔者习惯将微导管送至血管闭塞段远端,以便明确血管闭塞段长度及有无远端栓塞。在微导管到达血管闭塞段远端后,先行血管造影明确是否存在血管夹层或血管破裂是非常必要的。造影后,再选择应用哪种血管再通方式行个体化血管再通治疗。操作者应有多种血管内再通器械可供选择,因为每个患者的情况均有其独特性,再通器械也应根据每个患者的不同情况进行选择。在取栓操作前,应给予 50 IU/kg(最大剂量 3000IU)肝素以预防器械操作过程中的血栓形成。此外,在操作过程中,同轴导管系统应以肝素盐水持续冲洗。虽然有些学者不建议使用肝素,但笔者在过去 6 年时间内并未遇到因使用肝素造成的脑组织出血的情况。

总之,在笔者所在的医院,取栓过程中微导管的使用方式属于标准操作,与其他神经介入操作区别不大。

闭塞血管成功开通后,应准确评估初始闭塞部位的血管残存狭窄(或再狭窄),以明确该狭窄是否需要治疗。另外,评价病变远端动脉是否通畅也非常重要,必须明确是否存在远端栓塞或残存的血管闭塞。如果需要,对此类情况可以经动脉给予 rt-PA 治疗。最后,如果可能,还应评估闭塞段近端的供血动脉情况,必要时给予相应处理。

3. 结　论

早期开通颅内的闭塞血管可以明显降低患者的死亡率,提高发病后 90 天患者生活自理的比例。除经动脉或经静脉溶栓治疗之外,针对机械取栓技术已经进行了很多临床试验,多种相关器械被投入临床使用。初步研究结果显示机械取栓装置具有很好的安全性和有效性,血管再通成功率也越来越高,而围术期并发症及症状性颅内出血的发生率相对较低。当然,应用上述机械取栓装置治疗急性缺血性脑卒中患者的临床价值还需要通过进一步的前瞻性临床研究证实。

致　谢

部分由 Internal Grant Agency of Ministry of Health of Czech Republic number NT/11386 – 5/2010 和 NT/11046 – 6/2010 基金支持。

（金龙　译）

参考文献

[1] Feigin, VL; Lawes, CM; Bennett, DA; Anderson, CS. Stroke epidemiology: a review of population-based studies of incidence, prevalence, and case-fatality in the late 20th century. Lancet Neurol, 2003, 2, 43 – 53.

[2] Rosamond, W; Flegal, K; Furie, K; Go, A; Greenlund, K; Haase, N; Hailpern, SM; Ho, M; Howard, V; Kissela, B; Kittner, S; Lloyd-Jones, D; McDermott, M; Meigs, J; Moy, C; Nichol, G; O'Donnell, C; Roger, V; Sorlie, P; Steinberger, J; Thom, T; Wilson, M; Hong, Y. Heart disease and stroke statistics-2008 update: a report from the American Heart Association Statistics Committee and Stroke Statistics Subcommittee. Circulation, 2008, 117, e25-146.

[3] Fieschi, C; Argentino, C; Lenzi, GL; Sacchetti, ML; Toni, D; Bozzao, L. Clinical and instrumental evaluation of patients with ischemic stroke within the first six hours. J Neurol Sci, 1989, 91, 311-321.

[4] van der Worp, HB; van Gijn, J. Clinical practice. Acute ischemic stroke. N Engl J Med, 2007, 357, 572-579.

[5] Rha, JH; Saver, JL. The impact of recanalization on ischemic stroke outcome: a meta-analysis. Stroke, 2007, 38, 967-973.

[6] Blakeley, JO; Llinas, RH. Thrombolytic therapy for acute ischemic stroke. J Neurol Sci, 2007, 261, 55-62.

[7] Brott, T; Bogousslavsky, J. Treatment of acute ischemic stroke. N Engl J Med, 2000, 343, 710-722.

[8] The National Institute of Neurological Disorders and Stroke rt-PA Stroke Study Group Tissue plasminogen activator for acute ischemic stroke. N Engl J Med, 1995, 333, 1581-1587.

[9] Smith, WS; Sung, G; Starkman, S; Saver, JL; Kidwell, CS; Gobin, YP; Lutsep, HL; Nesbit, GM; Grobelny, T; Rymer, MM; Silverman, IE; Higashida, RT; Budzik, RF; Marks, MP; MERCI Trial Investigators. Safety and efficacy of mechanical embolectomy in acute ischemic stroke: results of the MERCI trial. Stroke, 2005, 36, 1432-1440.

[10] Chopko, BW; Kerber, C; Wong, W; Georgy, B. Transcatheter snare removal of acute middle cerebral artery thromboembolism: technical case report. Neurosurgery, 2000, 46, 1529-1531.

[11] Kerber, CW; Barr, JD; Berger, RM; Chopko, BW. Snare retrieval of intracranial thrombus in patients with acute stroke. J Vasc Interv Radiol, 2002, 13, 1269-1274.

[12] Fourie, P; Duncan, IC. Microsnare-assisted mechanical removal of intraprocedural distal middle cerebral arterial thromboembolism. Am J Neuroradiol, 2003, 24, 630-632.

[13] Schumacher, HC; Meyers, PM; Yavagal, DR; Harel, NY; Elkind, MS; Mohr, JP; Pile-Spellman, J. Endovascular mechanical thrombectomy of an occluded superior division branch of the left MCA for acute cardioembolic stroke. Cardiovasc Intervent Radiol, 2003, 26, 305-308.

[14] Baker, WL; Colby, JA; Tongbram, V; Talati, RA; Silverman, IE; White, CM; Kluger, J; Coleman, CI. Neurothrombectomy Devices for Treatment of Acute Ischemic Stroke. Executive Summary. Effective Health Care Program, 2011, 7, ES1-ES9.

[15] Smith, WS; for the Multi MERCI Investigators. Safety of Mechanical Thrombectomy and Intravenous Tissue Plasminogen Activator in Acute Ischemic Stroke. Results of the Multi Mechanical Embolus Removal in Cerebral Ischemia (MERCI) Trial, Part I. Am J Neuroradiol, 2006, 27, 1177-1182.

［16］ Smith, WS; Sung, G; Saver, J; Budzik, R; Duckwiler, G; Liebeskind, DS; Lutsep, HL; Rymer, MM; Higashi-da, RT; Starkman, S; Gobin, YP; for the Multi MERCI Investigators Mechanical Thrombectomy for Acute Ischemic Stroke Final Results of the Multi MERCI Trial. Stroke, 2008, 39, 1205-1212.

［17］ Nogueira, RG; Smith, WS; Sung, G; Duckwiler, G; Walker, G; Roberts, R; Saver, JL; Liebeskind, DS; MERCI and Multi MERCI Writing Committee. Effect of time to reperfusion on clinical outcome of anterior circulation strokes treated with thrombectomy: pooled analysis of the MERCI and Multi MERCI trials. Stroke, 2011, 42, 3144-3149.

［18］ Nogueira, RG; Liebeskind, DS; Sung, G; Duckwiler, G; Smith, WS; on Behalf of the MERCI; and Multi MERCI Writing Committee. Predictors of Good Clinical Outcomes, Mortality, and Successful Revascularization in Patients With Acute Ischemic Stroke Undergoing Thrombectomy Pooled Analysis of the Mechanical Embolus Removal in Cerebral Ischemia (MERCI) and Multi MERCI Trials. Stroke, 2009, 40, 3777-3783.

［19］ Josephson, SA; Saver, JL; Smith, WS; Merci and Multi Merci Investigators. Comparison of mechanical embolecto-my and intra-arterial thrombolysis in acute ischemic stroke within the MCA: MERCI and Multi MERCI compared to PROACT II. Neurocrit Care, 2009, 10, 43-49.

［20］ Shi, Z-S; Loh, Y; Walker, G; Duckwiler, GR; for the MERCI and Multi-MERCI Investigators. Occlusions versus Secondary Division Occlusions After Mechanical Thrombectomy Pooled Anysis of the Mechanical Embolus Removal in Cerebral Ischemia (MERCI) and Multi MERCI Trials. Stroke, 2010, 41, 953-960.

［21］ Flint, AC; Duckwiler, GR; Budzik, RF; Liebeskind, DS; Smith, WS; for the MERCI and Multi MERCI Writing Committee Mechanical Thrombectomy of Intracranial Internal Carotid Occlusion Pooled Results of the MERCI and Multi MERCI Part I Trials. Stroke, 2007, 38, 1274-1280.

［22］ Lutsep, HL; Rymer, MM; Nesbit, GM. Vertebrobasilar revascularization rates and outcomes in the MERCI and multi-MERCI trials. J Stroke Cerebrovasc Dis, 2008, 17, 55-57.

［23］ The Penumbra Pivotal Stroke Trial: safety and effectiveness of a new generation of mechanical devices for clot remov-al in intracranial large vessel occlusive disease. Stroke, 2009, 40, 2761-2768.

［24］ Saver, JL; Liebeskind, DS; Nogueira, RG; Jahan, R. Need to clarify Thrombolysis In Myocardial Ischemia (TI-MI) scale scoring method in the Penumbra Pivotal Stroke Trial. Stroke, 2010, 41, e115-e116.

［25］ Grunwald, IQ; Wakhloo, AK; Walter, S. Endovascular Stroke Treatment Today. Am J Neuroradiol, 2011, 32, 238-243.

［26］ Castaño, C; Dorado, L; Guerrero, C; Millan, M; Gomis, M; Perez de la Ossa, N; Castellanos, M; García, MR; Domenech, S; Dávalos, A. Mechanical thrombectomy with the Solitaire AB device in large artery occlusions of the anterior circulation: a pilot study. Stroke, 2010, 41, 1836-1840.

［27］ Machi, P; Costalat, V; Lobotesis, K; Lima Maldonado, I; Vendrell, JF; Riquelme, C; Bonafe, A. Solitaire FR thrombectomy system: immediate results in 56 consecutive acute ischemic stroke patients. J Neurointerv Surg, 2012, 4, 62-66.

［28］ Roth, C; Papanagiotou, P; Behnke, S; Walter, S; Haass, A; Becker, C; Fassbender, K; Politi, M; Körner, H; Romann, MS; Reith, W. Stent-assisted mechanical recanalization for treatment of acute intracerebral artery occlu-sions. Stroke, 2010, 41, 2559-2567.

［29］ Seifert, M; Ahlbrecht, A; Dohmen, C; Spuentrup, E; Moeller-Hartmann, W. Combined interventional stroke ther-apy using intracranial stent and local intra-arterial thrombolysis (LIT). Neuroradiology, 2010, 53, 273-282.

［30］ Costalat, V; Machi, P; Lobotesis, K; Maldonado, I; Vendrell, JF; Riquelme, C; Mourand, I; Milhaud, D; Héroum, C; Perrigault, PF; Arquizan, C; Bonafé, A. Rescue, combined, and stand-alone thrombectomy in the management of large vessel occlusion stroke using the solitaire device: a prospective 50-patient single-center study: timing, safety, and efficacy. Stroke, 2011, 42, 1929-1935.

［31］Nogueira, RG; Levy, EI; Gounis, M; Siddiqui, AH. The Trevo device: preclinical data of a novel stroke thrombectomy device in two different animal models of arterial thrombo-occlusive disease. J NeuroIntervent Surg, 2011, Aug 20. ［Epub ahead of print］

［32］Mendonça, N; Flores, A; Pagola, J; Rubiera, M; Rodríguez-Luna, D; De Miquel, MA; Cardona, P; Quesada, H; Mora, P; Alvarez-Sabín, J; Molina, C; Ribó, M. Trevo System: Single-Center Experience with a Novel Mechanical Thrombectomy Device. J Neuroimaging, 2011, Dec 30. ［Epub ahead of print］

［33］Mourand, I; Brunel, H; Costalat, V; Riquelme, C; Lobotesis, K; Milhaud, D; Héroum, C; Arquizan, C; Moynier, M; Bonafé, A. Mechanical Thrombectomy in Acute Ischemic Stroke: Catch Device. Am J Neuroradiol, 2011, 32, 1381-1385.

［34］Baker, WL; Colby, JA; Tongbram, V; Talati, R; Silverman, IE; White, CM; Kluger, J; Coleman, CI. Neurothrombectomy devices for the treatment of acute ischemic stroke: state of the evidence. Ann Intern Med, 2011, 154, 243-252.

［35］Meyers, PM; Schumacher, HC; Connolly, ES Jr; Heyer, EJ; Gray, WA; Higashida, RT. Current status of endovascular stroke treatment. Circulation, 2011, 123, 2591-2601.

［36］Solitaire FR with the Intention for Thrombectomy (SWIFT). http://clinicaltrials. gov/ ct2/show/NCT01054560.

［37］Thrombectomy Revascularization of Large Vessel Occlusion in Acute Ischemic Stroke (TREVO). http://clinicaltrials. gov/ct2/show/NCT01088672.

［38］Khatri, P; Hill, MD; Palesch, YY; Spilker, J; Jauch, EC; Carrozzella, JA; Demchuk, AM; Martin, R; Mauldin, P; Dillon, C; Ryckborst, KJ; Janis, S; Tomsick, TA; Broderick, JP; Interventional Management of Stroke III Investigators. Methodology of the Interventional Management of Stroke III Trial. Int J Stroke, 2008, 3, 130-137.

［39］Mechanical Retrieval and Recanalization of Stroke Clots Using Embolectomy (MR-RESCUE). http://clinicaltrials. gov/ct2/show/NCT00389467.

［40］DWI/PWI and CTP assessment in the triage of wake-up and late presenting strokes undergoing neurointervention (DAWN). http://www. strokecenter. org/trials/ clinicalstudies/dwipwi-and-ctp-assessment-in-the-triage-of-wake-up-and-late-presenting-strokes-undergoing-neurointervention.

［41］Phatouros, CC; Higashida, RT; Malek, AM; Smith, WS; Mully, TW; DeArmond, SJ; Dowd, CF; Halbach, VV. Endovascular stenting of an acutely thrombosed basilar artery: technical case report and review of the literature. Neurosurgery, 1999, 44, 667-673.

［42］Samaniego, EA; Dabusand, G; Linfante, I. Stenting in the treatment of acute ischemic stroke: literature review. Front Neurol, 2011, 2, 76.

［43］Fitzsimmons, BF; Becske, T; Nelson, PK. Rapid stent-supported revascularization in acute ischemic stroke. Am J Neuroradiol, 2006, 27, 1132-1134.

［44］Levy, EI; Mehta, R; Gupta, R; Hanel, RA; Chamczuk, AJ; Fiorella, D; Woo, HH; Albuquerque, FC; Jovin, TG; Horowitz, MB; Hopkins, LN. Self-expanding stents for recanalization of acute cerebrovascular occlusions. Am J Neuroradiol, 2007, 28, 816-822.

［45］Zaidat, OO; Wolfe, T; Hussain, SI; Lynch, JR; Gupta, R; Delap, J; Torbey, MT; Fitzsimmons, BF. Interventional acute ischemic stroke therapy with intracranial self-expanding stent. Stroke, 2008, 39, 2392-2395.

［46］Brekenfeld, C; Schroth, G; Mattle, HP; Do, DD; Remonda, L; Mordasini, P; Arnold, M; Nedeltchev, K; Meier, N; Gralla, J. Stent placement in acute cerebral artery occlusion: use of a self-expandable intracranial stent for acute stroke treatment. Stroke, 2009, 40, 847-852.

［47］Mocco, J; Hanel, RA; Sharma, J; Hauck, EF; Snyder, KV; Natarajan, SK; Linfante, I; Siddiqui, AH; Hopkins, LN; Boulos, AS; Levy, EI. Use of a vascular reconstruction device to salvage acute ischemic occlusions refractory to traditional endovascular recanalization methods. J Neurosurg, 2010, 112, 557-562.

［48］Suh, SH; Kim, BM; Roh, HG; Lee, KY; Park, SI; Kim, DI; Kim, DJ; Nam, HS; Choi, HS. Self-expanding stent for recanalization of acute embolic or dissecting intracranial artery occlusion. Am J Neuroradiol, 2010, 31, 459-463.

［49］Linfante, I; Samaniego, EA; Geisbüsch, P; Dabus, G. Self-expandable stents in the treatment of acute ischemic stroke refractory to current thrombectomy devices. Stroke, 2011, 42, 2636-2638.

［50］Nakano, S; Iseda, T; Yoneyama, T; Kawano, H; Wakisaka, S. Direct percutaneous transluminal angioplasty for a-cute middle cerebral artery trunk occlusion: an alternative option to intra-arterial thrombolysis. Stroke, 2002, 33, 2872-2876.

［51］Qureshi, AI; Siddiqui, AM; Suri, MF; Kim, SH; Ali, Z; Yahia, AM; Lopes, DK; Boulos, AS; Ringer, AJ; Saad, M; Guterman, LR; Hopkins, LN. Aggressive mechanical clot disruption and low-dose intra-arterial third-generation thrombolytic agent for ischemic stroke: a prospective study. Neurosurgery, 2002, 51, 1319-1329.

［52］Jovin, TG; Gupta, R; Uchino, K; Jungreis, CA; Wechsler, LR; Hammer, MD; Tayal, A; Horowitz, MB. Emergent stenting of extracranial internal karotid artery occlusion in acute stroke has a high revascularization rate. Stroke, 2005, 6, 2426-2430.

［53］Levy, EI; Siddiqui, AH; Crumlish, A; Snyder, KV; Hauck, EF; Fiorella, DJ; Hopkins, LN; Mocco, J. First Food and Drug Administration-approved prospective trial of primary intracranial stenting for acute stroke: SARIS (stent-assisted recanalization in acute ischemic stroke). Stroke, 2009, 40, 3552-3556.

［54］Levy, EI; Rahman, M; Khalessi, AA; Beyer, PT; Natarajan, SK; Hartney, ML; Fiorella, DJ; Hopkins, LN; Siddiqui, AH; Mocco, J. Midterm clinical and angiographic follow-up for the first Food and Drug Administration-approved prospective, Single-Arm Trial of Primary Stenting for Stroke: SARIS (Stent-Assisted Recanalization for Acute Ischemic Stroke). Neurosurgery, 2011, 69, 915-920.

［55］Francis, CW; Blinc, A; Lee, S; Cox, C. Ultrasound accelerates transport of recombinant tissue plasminogen activator into clots. Ultrasound Med Biol, 1995, 21, 419-424.

［56］Skoloudík, D; Fadrná, T; Roubec, M; Bar, M; Zapletal, O; Blatný, J; Langová, K; Bardon, P; Sanák, D; Kanovský, P; Herzig, R. Changes in hemocoagulation in acute stroke patients after one-hour sono-thrombolysis using a diagnostic probe. Ultrasound Med Biol, 2010, 36, 1052-1059.

［57］Skoloudík, D; Fadrná, T; Bar, M; Zapletalová, O; Zapletal, O; Blatný, J; Penka, M; Langová, K; Hlustík, P; Herzig, R; Kanovský, P. Changes in haemocoagulation in healthy volunteers after a 1-hour thrombotripsy using a diagnostic 2-4 MHz transcranial probe. J Thromb Thrombolysis, 2008, 26, 119-124.

［58］Suchkova, VN; Baggs, RB; Francis, CW. Effect of 40-kHz ultrasound on acute thrombotic ischemia in a rabbit femoral artery thrombosis model: enhancement of thrombolysis and improvement in capillary muscle perfusion. Circulation, 2000, 101, 2296-2301.

［59］Bardoň, P; Skoloudík, D; Langová, K; Herzig, R, Kaňovský, P. Changes in blood flow velocity in the radial artery during one-hour ultrasound monitoring with a 2-MHz transcranial probe-a pilot study. J Clin Ultrasound, 2010, 38, 493-496.

［60］Harvey, EN. Biological aspects of ultrasonic waves, a general survey. Biol Bull, 1930, 59, 306-325.

［61］Mahon, BR; Nesbit, GM; Barnwell, SL; Clark, W; Marotta, TR; Weill, A; Teal, PA; Qureshi, AI. North American Clinical Experience with the EKOS MicroLysUS Infusion Catheter for the Treatment of Embolic Stroke. Am J Neuroradiol, 2003, 24, 534-538.

［62］IMS II Trial Investigators. The Interventional Management of Stroke (IMS) II Study. Stroke, 2007, 38, 2127-2135.

［63］Jonszta, T; Czerný, D; Školoudík, D; Böhm, M; Klement, P; Procházka, V. EkoSonicSVTM Endovascular System for Recanalization of the Basilar Artery Occlusion Report of two cases. VASA, 2011, 40, 408-413.

［64］Janjua, N; Alkawi, A; Suri, MF; Qureshi, AI. Impact of arterial reocclusion and distal fragmentation during thrombolysis among patients with acute ischemic stroke. Am J Neuroradiol, 2008, 29, 253-258.

［65］Nogueira, RG; Yoo, AJ; Buonanno, FS; Hirsch, JA. Endovascular approaches to acute stroke, Part 2: A comprehensive review of studies and trials. Am J Neuroradiol, 2009, 30, 859-875.

［66］Tomsick, T; Broderick, J; Carrozella, J; Khatri, P; Hill, M; Palesch, Y; Khoury, J. Interventional Management of Stroke II Investigators. Revascularization results in the Interventional Management of Stroke II trial. Am J Neuroradiol, 2008, 29, 582-587.

［67］Berlis, A; Lutsep, H; Barnwell, S; Norbash, A; Wechsler, L; Jungreis, C; Woolfenden, A; Redekop, G; Hartmann, M; Schumacher, M. Mechanical thrombolysis in acute ischemic stroke with endovascular photoacoustic recanalization. Stroke, 2004, 35,1112-1116.

［68］Rohde, S; Haehnel, S; Herweh, C; Pham, M; Stampfl, S; Ringleb, PA; Bendszus, M. Mechanical thrombectomy in acute embolic stroke: preliminary results with the revive device. Stroke, 2011, 42, 2954-2956.

［69］Knauth, M. European Launch Of Penumbra Separator™ 3D. The Working Group In Interventional Neuroradiology (WIN) Seminar, Val D'Isere, France, 15 Jan 2012.

［70］Gonzalez, RG; Hirsch, JA; Lev, MH; Schaeffer, P; Schwam, LH. (Eds) Acute Ischemic Stroke: Imaging and Intervention. 2nd Edition. Berlin Heidelberg, Germany: Springer-Verlag, 2011:273.

第 2 章

CT 血管造影在心血管疾病诊断中的临床应用

Zhonghua Sun

摘 要

心血管疾病是发达国家中最主要的发病和致死原因之一,早期发现和诊断是改善心血管疾病患者治疗和预后的基础。

医学影像技术在心血管疾病的诊断中发挥着关键的作用。过去数十年间,随着多排螺旋 CT 的出现和快速扫描技术的发展,CT 血管造影(CTA)已成为心血管疾病的首选影像检查方法。

最严重的心血管疾病包括颈动脉狭窄、冠状动脉疾病、主动脉夹层、主动脉瘤、肺栓塞和外周动脉疾病。本节将着重回顾 CTA 在心血管疾病诊断中的应用,并对比 CTA 与常规有创血管造影的优劣。

1. 引 言

心血管疾病是发达国家中最主要的发病和致死原因之一,在发展中国家的发病率也逐年升高[1-3]。来自 WHO 的数据显示,全球范围内由心血管疾病造成的死亡人数占全部死亡人数的 33.7%;肿瘤占 29.5%;其他慢性疾病占 26.5%;外伤占 7%;传染病占 4.6%[4]。

治疗心血管疾病所需的医疗费用高于其他疾病[1]。2010 年,美国与心血管疾病和脑卒中治疗相关的直接和间接医疗费用估计高达 5032 亿美元。与之相比,2008 年美国治疗所有良恶性肿瘤的医疗费用估计为 2280 亿美元。考虑到当前全球对医疗利用率以及医疗成本和医疗质量的关注,监测和理解医疗保健服务模式及其成本,以及与心血管疾病相关的医疗保健服务质量,是非常重要的。

最严重的心血管疾病包括颈动脉狭窄、冠状动脉疾病、主动脉夹层、主动脉瘤、肺栓塞和外周动脉疾病等。这些疾病可能导致致命性的脑卒中、心肌梗死、高血压抑或截肢[5-7]。心血管疾病不仅危及生命,而且常常给医疗保健系统带来极大的经济负担。因而,早期发现和诊断心血管疾病以及相应的疾病普查对于优化治疗策略和改善患者的预后都是极其重要的。在这个意义上,医学影像学在疑似患有心血管疾病的患者的诊治过程中发挥着重要作用。

常规血管造影(侵袭性血管造影)是用于诊断主动脉及其远端分支病变的放射学技术,由于拥有其他检查手段尚难以超越的较高时间分辨率和空间分辨率,该技术是目前心血管疾病的首选检查方法。

尽管有上述优点,但常规血管造影属有创性检查,价格昂贵且有发生与其操作相关并发症的风险[8]。此外,常规血管造影会给患者带来些许不适感,患者也通常需要短期住院。

因此,在过去的数十年间,针对心血管疾病的创伤更小的影像诊断技术迅速发展。这些技术包括 CT、MRI、超声和核医学技术[9],其中以多排螺旋 CT 为代表的 CT 技术发展最为迅猛[10-12]。

2. CT 技术发展

MSCT(多探测器 CT 或多排螺旋 CT)是 CT 发展史上划时代的进步,1992 年出现双排螺旋 CT 后,1998 年又出现了 4 排螺旋 CT[10,13]。

随后几年中,16 排和 64 排 CT 得到了广泛应用,近来还出现 256 排和 320 排的螺旋 CT[14-16]。MSCT 在影像诊断领域被迅速接受,反映在临床上是 CT 装机数量和 CT 检查病例数的爆炸性增长。

在过去的十年间,MSCT 经历了快速的技术进步。从早期的 4 排螺旋 CT 发展到 16 排、64 排以及最新的 320 排螺旋 CT 扫描仪。

4 排螺旋 CT 机架旋转时间为 500ms,时间分辨率为 250ms,可微创诊断心血管病变,这些特点吸引了各级临床医师的注意,并发表了大量相关文章[17-19]。早期 4 排螺旋 CT 的研究显示了其作为一种创伤更小的技术在心血管疾病的影像诊断方面具有良好的应用前景,但由于 4 排螺旋 CT 时间、空间分辨率有限,在诊断价值方面尚不足以替代有创的常规血管造影。

随着 16 排和 64 排螺旋 CT 的出现,CT 的图像质量不断提升[20-22]。64 排螺旋 CT 的机架旋转时间降至 330ms,行心脏 CT 成像时的时间分辨率得到显著提升,为评价包括主要动脉及其属支在内的心血管系统解剖结构提供了条件,甚至在对细小如冠状动脉的血管进行影像诊断时也有相当的可靠性。

与早期的 CT 扫描仪相比,随着空间和时间分辨率的提高,64 排螺旋 CT 对心血管系统疾病的诊断准确率明显提高。可提供各向同性的体素模块采集(0.6mm×0.6mm×0.6mm),扫描时间缩短至 12~15 秒内,屏气时间也相应缩短,使扫描局限在对比剂高峰平台内而周围组织尚未发生强化,减少了对比剂的用量。

图像质量的极大提升也使该设备在心血管系统疾病的诊断方面具有很高的敏感性和特异性[12,22-24](图 2-1)。

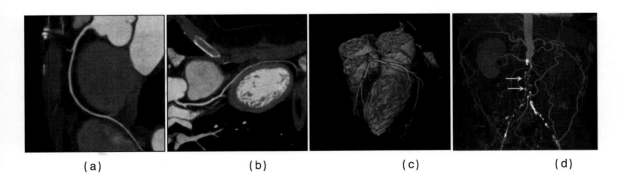

(a)　　　　　　　(b)　　　　　　　(c)　　　　　　　(d)

图2-1　64 排螺旋 CT 血管造影获得的曲面重建图像清晰显示右冠状动脉(a)和左前降支无明显运动伪影(b)。3D 容积再现很好地显示了冠状动脉及其侧支(c)。冠状位最大密度投影(MIP)显示了闭塞的主动脉瘤及肾动脉以下腹主动脉至髂总动脉的广泛钙化(d,箭头)。

　　包括 256 排及 320 排螺旋 CT 在内的多排螺旋 CT 新技术正不断被投入临床应用,尽管这两种最新设备在时间分辨率上较上一代设备没有明显提高,但纵向扫描覆盖范围的增加使得在极短时间内采集容积数据成为可能,这对于心血管系统的影像检查是十分重要的[14-16]。

　　例如,使用 320 排 CT 扫描仪,在一次心动周期内可覆盖 16cm 的扫描范围。在确保极佳的影像质量的前提下,不到 1s 即可获得完整的心脏容积数据和冠状动脉影像信息,而不需要移动扫描床(图 2-2)。

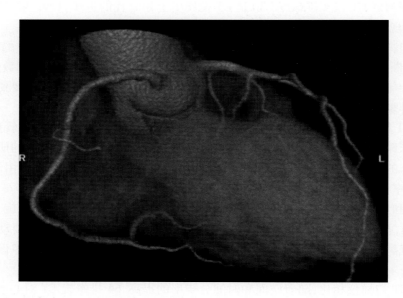

图 2-2　320 排螺旋 CT 血管造影在 1 个心动周期采集的优质图像,用 3D 容积再现技术显示冠状动脉主干及分支。

3. CT 血管造影

　　螺旋 CT 数据采集的一个重要优势体现在静脉注射对比剂后可以对血管结构进行 3D 图像重建,这使得 CT 血管造影(CTA)成为可能。

　　静脉注射对比剂后,采取预定的延迟扫描时间、在靶血管填充对比剂后进行 CT 数据采集,即可获得动脉或静脉的 CT 血管造影图像。CTA 可以无创性地提供 3D 模式的类似血管造影的图像,作为常规血管造影的一种无创性替代检查方法,CTA 在很多临床领域正得到越来越广泛的应用。

　　多排螺旋 CT 的图像分辨率日益提高,对动脉主干和分支均可清晰地显示,这也极大提高了 CTA 的诊断价值。关于 CTA 在显示心血管系统正常解剖及异常改变方面已经有了很多研究报告,其在心血管系统的应用也被认为是 CT 成像技术最有价值的应用之一。

4. CT 血管造影在心血管系统疾病诊断中的临床应用

　　在许多心血管系统疾病的诊断方面,MSCT 血管造影已被证实优于有创的常规血管造影,并作为首选的检查方法在临床上广泛应用。

　　以下章节将详细介绍 MSCT 血管造影在几种常见心血管疾病诊断中的应用,重点探讨并对比 MSCT 血管造影与常规血管造影的诊断准确性。

4.1 颈动脉狭窄

　　动脉粥样硬化对全球范围内百万人的健康构成严重威胁,是造成心肌梗死和脑卒中的主要原因。对于动脉粥样硬化斑块的成因已经进行了深入的研究,颈动脉粥样硬化是脑卒中的主要病因。

　　大约 30% 的缺血性脑卒中是由于颈动脉分叉部位动脉粥样硬化性狭窄以及在此基础上发生的栓子脱落引起的[25]。因此,评估轻微缺血性脑卒中患者后续再发生脑卒中的首要风险因素就是颈动脉的狭窄程度。

　　有创的常规血管造影被认为是评估颈动脉狭窄的金标准,但其准确性限于评估管腔狭窄程度而非斑块本身的形态和结构[26,27]。此外,常规血管造影还可能造成与操作相关的并发症,如导致血栓栓塞的风险增加[28]。

　　因此,由于在诊断颈动脉疾病方面与传统血管造影相比具备很多潜在的优势,近年来关于应用无创性的多普勒超声、MSCT 血管造影以及 MR 血管造影方法诊断颈动脉疾病的研究越来越多[9,29]。在过去的 10 年间,尽管 MSCT 技术迅猛发展,但 CT 血管造影技术在颈动脉狭窄的诊断方面的应用并没有多普勒超声和 MR 血管造影那样广泛。研究显示,MSCT 血管造影在颈动脉狭窄诊断中的价值介于中等和较高之间[30-32](图 2－3a)。MSCT 血管造影的主要缺陷在于由颈动脉严重钙化斑块引起的晕状伪影对图像质量的影响,可能导致对血管狭窄程度测量的不准确(图 2－3b)。与之相比,对比剂增强 MR 血管造影和多普勒超声在诊断大于 70% 的颈动脉狭窄时敏感性超过 90%[29,33,34]。在联合应用对比剂增强 MR 血管造影与多普勒超声时,诊断颈动脉狭窄的敏感性接近 100%,进一步证实了这些无创性影像检查方法在诊断颈动脉狭窄方面的可靠性[32]。

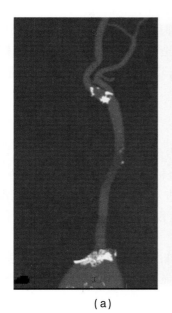
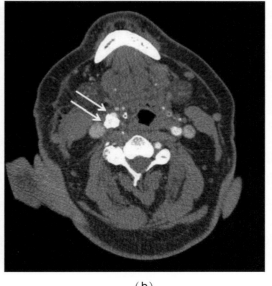

(a)　　　　　　　　　　　　　　　(b)

图 2－3　矢状位最大密度投影图像显示右颈动脉分叉部及右侧颈内动脉钙化斑块(a)。由于颈动脉严重钙化导致晕状伪影(b,箭头),通过 2D 轴位图像无法准确评估颈动脉的狭窄程度。

4.2 冠状动脉疾病

冠状动脉疾病(CAD)在发达国家死亡原因中占第 1 位。传统的有创血管造影由于具有很高的空间分辨率和时间分辨率,目前仍是诊断 CAD 的首选诊断方法。然而,尽管发生率较低,但常规血管造影存在非常明确的手术并发症(1.5%)和死亡率(0.2%)风险。也正是由于常规血管造影属有创检查且存在发生严重并发症(心律失常、脑卒中、冠状动脉夹层及死亡)的风险,大家都非常期待一种无创的冠状动脉影像检查技术的出现。在过去的十年间,无创性冠状动脉成像技术取得了长足进步。伴随多排螺旋 CT 技术的出现以及心电门控扫描技术和重建技术的发展,心脏影像学检查已经步入了一个新时代。

4 排螺旋 CT 及回顾性心电门控周期重建技术证实了应用 CT 进行心血管系统疾病检查的可行性。早期研究显示,应用 4 排螺旋 CT 进行诊断的敏感性和特异性较低,分别为 78% 和 93%[11],由于 4 排螺旋 CT 空间及时间分辨率低造成的图像质量缺陷导致超过 20% 的图像无法判读。16 排螺旋 CT 的出现使 MSCT 血管造影的图像质量得到了明显改善。研究显示,旋转时间小于 400ms 的 16 排 CT 的敏感性和特异性分别为 83% ~98% 和 96% ~98%[11,35,36]。与 16 排螺旋 CT 相比,64 排螺旋 CT 进一步改善了图像的时间和空间分辨率,缩短了扫描时间,也提高了诊断的准确率。与早期的 CT 扫描仪相比,64 排螺旋 CT 可以获得各向同性体积数据,对冠状动脉主干及其分支的显示更为清晰。关于 64 排 CT 的多项荟萃分析结果显示,64 排螺旋 CT 血管造影的平均敏感性和特异性分别为 86% ~97% 和 88% ~96%[12,37,38]。

这些研究表明,MSCT,尤其是 64 排及以上的多排螺旋 CT 在 CAD 的检查方面具有很高的诊断准确性,在有些情况下可以作为常规冠状动脉造影的有效替代检查方法。双源 CT 是心脏 CT 检查的另一重要技术进展,时间分辨率由 163ms 缩短至 83ms,检查中可以完全忽略心率的影响[39]。研究显示,双源 CT 在诊断 CAD 方面取得了令人鼓舞的结果,尤其重要的是检查过程中图像质量不受心律的影响[40-42](图 2 - 4)。CT 的另一进展是宽体探测器的出现,这使得每一次机架旋转都可以扫描更大的范围。256 或 320 排螺旋 CT 一次机架旋转即可获得整个心脏范围的层厚 0.5mm 的 CT 图像[14-16]。研究表明,256 或 320 排螺旋 CT 冠状动脉造影可以准确评估冠状动脉的管腔狭窄程度及冠状动脉斑块的形态和分布[43-45]。对于房颤患者,320 排螺旋 CT 扫描可以清晰显示 96% 的冠状动脉层面,图像质量足以做出准确的诊断。

4.3 肺栓塞

肺栓塞(PE)是一种相对常见的血管病。急性肺栓塞占最常见急性心血管疾病的第三位,仅次于心肌梗死和卒中[46,47]。常规肺动脉造影是传统的诊断金标准,但该检查属有创检查,有 6% 的并发症发生率和 0.5% 的操作相关死亡率[48,49]。同时,该检查对亚段肺动脉栓子的诊断准确率较低。研究显示,在判断细小肺动脉,尤其是亚段肺动脉分支内是否存在栓子时,不同观察者之间的一致性较差[50,51]。

随着 MSCT 技术的快速发展,CT 肺动脉造影(CTPA)作为辅助或替代的检查方法开始用于肺栓塞的诊断[52]。近来,由于 CTPA 具有较同位素通气灌注显像(V/Q)及其他影像检查方法更高的敏感性和特异性,CTPA 已经被普遍认为是可疑肺栓塞的首选诊断方法[53-55]。此外,CTPA 定量评价结果与临床上患者病情的严重程度有很好的相关性,不同读片者之间的诊断一致性也很好。早期应用单排 CT 和 4 排 CT 行肺动脉造影的诊断准确率不高,这主要是因为设备的时间和空间分辨

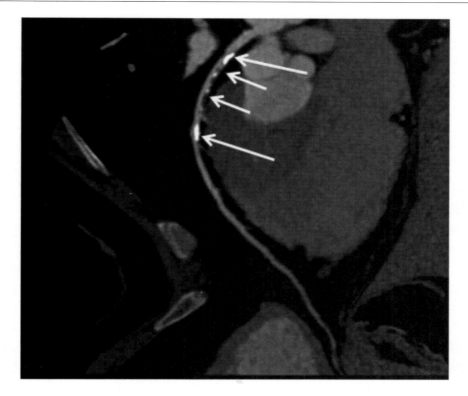

图 2-4 曲面重建图像显示右冠状动脉近段的钙化斑块（长箭头）及混合斑块（短箭头）。

率有限,难以显示亚段肺动脉内的栓子[56,57],而应用 16 排及 64 排螺旋 CT 及优化扫描序列则可以更好地显示肺动脉主干和分支内的栓子[51,52,58]。CT 技术的发展使常规观察肺动脉主干及其亚段分支成为可能,同时,减少了运动伪影和无效诊断[59]（图 2-5）。前瞻性肺栓塞研究（PIOPED Ⅱ）给出了目前最好的 CTPA 评价结果[60]。由于 CTPA 具有很高的诊断特异性和阴性预测值（大于95%）,如果 CTPA 结果为阴性,则可以准确排除肺栓塞诊断[60,61]。除常规 CTPA 之外,在行肺动脉 CTA 时推荐使用心电门控 CT 血管造影技术,理由如下:①可以进行右心功能评估,有效进行患者分级进而指导治疗;②心电门控 CTA 可以同时评估冠状动脉疾病和肺栓塞,避免由于肺栓塞和心肌梗死症状及体征的交叉导致的误诊或漏诊[62]。因而,特别是急诊就诊时,这一诊断技术能有效提高患者评估和类选的准确性[59]。双源 CT 的主要优势在于提高了时间分辨率,便于进行心脏成像[39-42]。同时,双源 CT 还克服了双能 CT 增强扫描的缺陷。应用双能 CTA 进行肺栓塞诊断主要依赖于其区分对比剂及局部组织渗透性改变的能力,这是单一能量扫描所不能解决的问题[63]。近期应用双能 CT 的研究结果显示,这一技术能提供比 MR 肺血管成像或通气灌注核素扫描更高质量的肺循环形态学及功能信息[63,64]。它还允许在对比剂注射后的同一时间点对比应用不同能量扫描获得的肺动脉 CTA 图像[63]。双能肺动脉 CTA 的缺点在于曝光剂量相比单一能量 CT 扫描高,因而对于其在年轻患者中的应用应仔细评估,尽可能降低辐射致癌的风险。

4.4 主动脉夹层

主动脉夹层是常见的血管疾病,也是主动脉急诊中最常见的病因。主动脉夹层是高血压导致的主动脉管壁内、中膜撕裂,常可危及生命。多排螺旋 CT 血管造影是诊断主动脉夹层的首选方

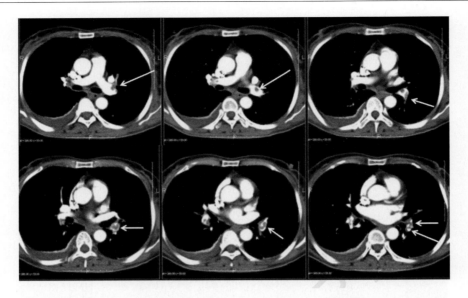

图 2-5　左肺动脉主干(长箭头)以及左下叶和段肺动脉分支内(短箭头)多发栓子。

法,诊断敏感性和特异性接近 100%[65,66]。在主动脉夹层的诊断方面,CT 血管造影比常规有创性血管造影更敏感,与 MRA 及经食管超声心动图的敏感性相当[67,68]。当患者的症状和体征支持急性主动脉夹层的诊断时,通常应选择 CT 血管造影或经食管超声心动图检查[69,70]。系统回顾研究表明,应用 CTA、MRA 及超声心动图诊断主动脉夹层的敏感性和特异性均超过 95%[71],且除了诊断外,上述影像技术还有助于主动脉夹层治疗方案的制订。真假腔的鉴别是经皮血管腔内支架植入或手术修复治疗主动脉夹层的关键[72,73]。治疗前辨别主动脉的主要分支如冠状动脉、颈动脉、肾动脉及肠系膜动脉的开口至关重要,如果上述动脉由假腔发出,则假腔闭合后可能会造成脏器缺血[74]。轴位 CT 及 2D 或 3D 重建图像能准确显示内膜片,区分真假腔,判断夹层类型和累及范围(图 2-6)。应用 64 排以上的螺旋 CT 行心电门控 CT 血管造影可以同时显示主动脉、冠状动脉和肺动脉,从而具有一站式准确诊断冠心病、肺栓塞和主动脉夹层的能力[75]。因此,在多数医疗中心,CT 仍是首选的影像诊断方法。

　　主动脉夹层治疗后的系列随访是很重要的,在此类随访中,由于检查时没有电离辐射,MRI 相比 CT 具有一定的优势。指南推荐诊断急性主动脉夹层时应用超声心动图和(或)CT,而评估慢性主动脉夹层则采用 MRI[76]。有创血管造影仅在怀疑存在内脏灌注异常或拟行经皮血管腔内支架植入治疗时使用。

4.5 腹主动脉瘤

　　腹主动脉瘤(AAA)是老年人常见的血管疾病,多数(大于 80%)腹主动脉瘤位于肾下水平,仅少数平行或高于肾动脉水平。发生 AAA 的常见风险因素包括高龄、吸烟、动脉粥样硬化和高血压[77]。AAA 发病的男女比例为 3∶1～4∶1。一旦常规体检或放射学检查发现腹主动脉瘤,应立即权衡该患者动脉瘤破裂与修补手术的风险。腹主动脉瘤破裂的主要风险因素是动脉瘤直径大小,通过影像学手段准确评估动脉瘤的大小及范围是术前制订手术方案及术后随访的关键。目前,在腹主动脉瘤的术前评估和术后随访方面,有创血管造影的应用正逐渐减少,CT 血管造影则已成为

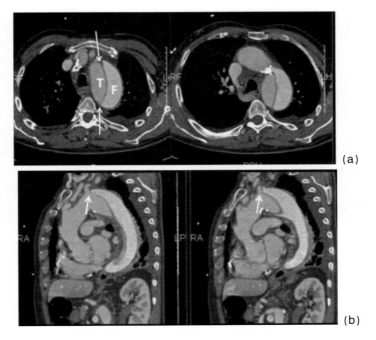

图 2-6　2D 轴位图像显示主动脉 Stanford B 型夹层累及主动脉弓(a,箭头示内膜片),矢状位重建图像也显示内膜撕裂起自左侧锁骨下动脉远端(b,箭头)。T 表示真腔,F 表示假腔。

最佳的单一影像检查方法[78,79]。

　　测量动脉瘤最大径,包括瘤腔及附壁血栓,最常使用轴位 CT 图像(图 2-7)。在 2D 轴位图像基础上,很多图像后处理技术,包括多平面重建、最大密度投影及容积再现技术在术前 CT 血管造影评估中也得到广泛应用。这些图像技术为评价动脉瘤的范围及动脉瘤与相应动脉分支血管的关系提供了额外的诊断信息(图 2-8)。

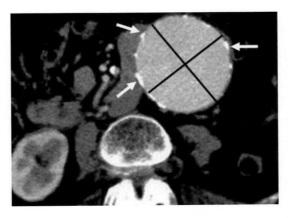

图 2-7　轴位 CT 图像显示一个巨大的主动脉瘤,伴有广泛的动脉壁钙化,黑线是瘤体最大径的测量径线,箭头示主动脉壁的钙化。

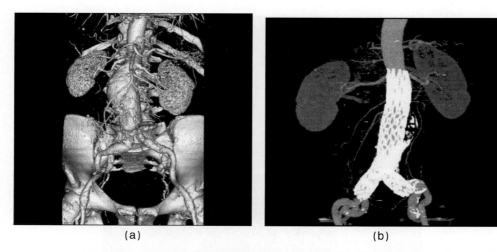

(a)　　　　　　　　　　　　　(b)

图2-8　3D 表面重建显示肾动脉下的腹主动脉瘤,累及双侧髂总动脉(a)。冠状位最大密度投影(MIP)显示跨肾动脉的腹主动脉支架随访中肾动脉通畅(b)。

　　术前测量包括动脉瘤直径和长度,动脉瘤中心径线与主动脉的相关性,瘤颈直径和瘤颈长度(最低肾动脉下缘至瘤体最近端距离),以及髂总动脉的直径和长度(图 2 -9)[80,81]。作为一种微创治疗技术,血管腔内动脉瘤修复术(EVAR)20 年前开始被用于主动脉瘤的治疗。随着技术的进步,EVAR已经成为外科手术有效的替代治疗方法,当患者同时伴有其他疾病时尤其如此。随机对照研究表明,AAA患者EVAR术后30天的死亡率低于外科开放修补手术[82,83]。随后应用血管腔内修

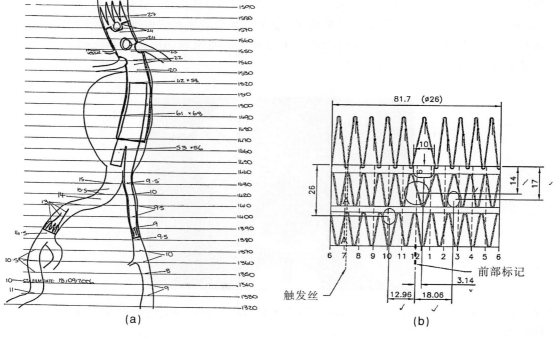

(a)　　　　　　　　　　　　　(b)

图2-9　术前血管腔内修复计划详图,详细显示相关径线测量位置和估计支架形态、位置和尺寸(a)。头尾位观测,顶部的扇形开窗保障腹腔干动脉、大开窗以保障肠系膜上动脉、小开窗保障双侧肾动脉供血(b)。

复术治疗 AAA 的中长期随访报告证实了该项技术的安全性，治疗后对患者的肾功能无明显影响[84-87]。EVAR 术后常规应用 CT 血管造影检查观察治疗效果[79-81,88-90]，包括定期应用 CT 血管造影观察瘤体是否萎缩、增大或无变化，观察是否存在与手术操作相关的并发症如内瘘（图 2-10）或支架移位等（图 2-11）。

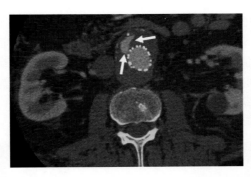

图 2-10　2D 轴位图像显示对比剂增强后腹主动脉瘤腔内支架外局限强化（箭头），提示支架近端 I 型内瘘。

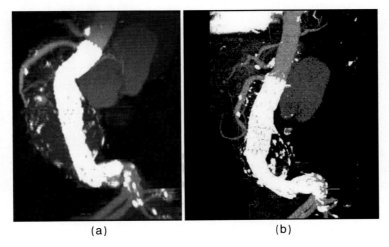

(a)　　　　　　　　　　　(b)

图 2-11　（a）肾上主动脉支架植入治疗巨大腹主动脉瘤，沿血管走行纵向瘤腔；（b）术后 24 个月随访，由于纵向短缩，支架移位 10.2mm。

4.6 外周动脉疾病

外周动脉疾病（PAD）在发达国家高发，严重威胁民众健康[91]。PAD 伴发一系列由组织灌注异常导致的急、慢性缺血引起的临床表现。此病的发生与年龄以及富裕人群的不良生活习惯（吸烟、高热量食物、久坐等）相关，95% 的 PAD 患者是由动脉粥样硬化引起的，全身动脉如冠状动脉和颈动脉等广泛受累[92,93]。在很长一段时间内，经动脉插管行选择性血管造影是 PAD 的主要诊断方法，为手术或血管腔内治疗提供治疗依据。有创性血管造影的缺点在于有创伤，患者需要住院，且存在一定的即刻（夹层、粥样斑块移位或微栓子脱落）和迟发并发症（假性动脉瘤）风险[94,95]。在过去 10 年间，随着 CT 血管造影、MR 血管造影及彩色多普勒超声等无创影像学检查技术的快速发展，有创血管造影在血管疾病诊断领域的应用价值已受到很大挑战。应用多排螺旋 CT 行血管造影扫描快速、创伤小,一次屏气扫描即可获得较大范围血管树的薄层图像[96,97]。应用 MSCT 行血管造影在主髂动脉及股腘动脉水平的总体诊断敏感性、特异性及准确性高达 90% 以上[98-101],但在腘动脉以下水平,4 排螺旋 CT 由于空间分辨率低,诊断价值有限[102]。这一问题随着 16 排及 64 排螺旋 CT 的出现已经得到解决。

系统性的回顾研究表明:应用 16 排螺旋 CT 血管造影诊断主髂动脉、股腘动脉及腘下动脉水平血管病变时具有很高的敏感性、特异性和准确性(大于 96%),明显优于 4 排螺旋 CT 血管造影[103]。近期一项应用 64 排螺旋 CT 的研究显示,64 排螺旋 CT 血管造影在诊断外周动脉闭塞性病变方面具有很高的诊断价值,优于 4 排及 16 排螺旋 CT[104]。64 排螺旋 CT 克服了早期 CT 扫描仪的缺陷,实现了很高的时间和空间分辨率,使其可以清晰地显示主髂动脉及其远端分支(图 2-12)。与有创的常规血管造影相比,多排螺旋 CT 血管造影在观察多个病变层面方面具有优势,在观察膝下动脉时尤其如此[103]。

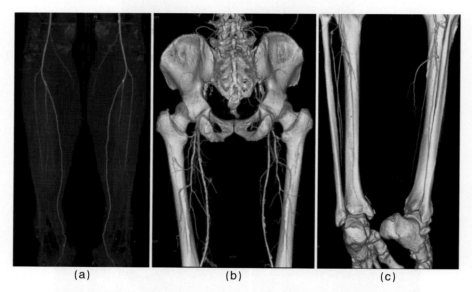

        (a)   (b)   (c)

图 2-12　64 排 CT 血管造影冠状位最大密度投影图像,清晰显示股动脉、胫动脉及下肢的细小动脉分支(a);另一患者的 3D 容积重建图像显示主髂动脉 – 股动脉及小腿血管的动脉粥样硬化斑块(b,c)。

有创的常规血管造影主要用于小腿血管病变可能被低估的患者,行选择性的血管造影能显示更多的膝下动脉分支。然而,这也使对比剂的用量明显增加。随着最新 CT 扫描设备的应用,多排螺旋 CT 血管造影在诊断外周动脉疾病方面已经成为有创血管造影可靠的替代检查方法。

5. 挑战和局限

空间分辨率的改善是提高 CT 血管造影图像质量并准确评价心血管系统疾病的关键。很多心血管系统结构,特别是冠状动脉非常细小且复杂,要求 CT 设备具有各向同性的亚毫米级(0.4 ~ 0.6mm)空间分辨率。64 排及更高的螺旋 CT 扫描仪可以获得各向同性体积数据(各向同性体素 $0.5mm \times 0.5mm \times 0.5mm$ 或 $0.6mm \times 0.6mm \times 0.6mm$),因而可以清晰显示冠状动脉主干及其细小的末梢分支。尽管如此,目前 MSCT 在时间分辨率(75ms)方面仍远逊于有创的冠状动脉造影

（20ms）。因而对于心率较快的患者而言，MSCT 血管造影还需要进一步改进技术，提高图像质量。

　　如前所述，CT 血管造影的诊断价值受血管壁广泛钙化的影响较大，诊断颈动脉或冠状动脉疾病时尤其如此。多项荟萃分析的结果显示，高密度钙化产生的晕状伪影将造成对冠状动脉狭窄程度的高估，导致阳性预测值降低（图 2 - 13）。一些前瞻性研究表明，当剔除 BMI ＞40、钙化积分大于 600 的病例后，CTA 诊断的特异性大于 90%。如果将此类患者包含在内，则诊断的特异性下降至 64% ～83%[105-107]。这些研究结果表明，对于那些高钙化评分、钙化范围广泛或高 BMI 的患者进行 CT 血管造影仍面临很多挑战。

　　在过去的 20 年中，患者接受的与 CT 血管造影相关的辐射剂量逐年上升，已经引起了临床医师和 CT 生产厂家的广泛重视。

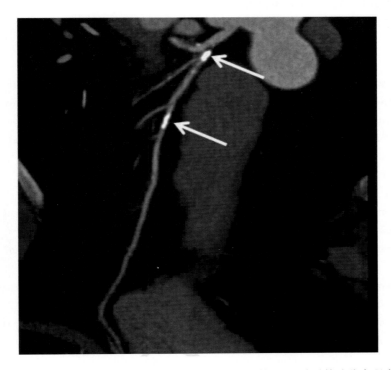

图 2-13　左前降支近段的严重钙化斑块（箭头）造成晕状伪影，导致对管腔狭窄程度的高估。

　　一般认为，CT 血管造影检查中患者受到的电离辐射会导致癌症发病率上升。近期电离辐射生物效应（BEIR）Ⅶ 提供了一些指南，揭示了癌症发生概率与辐射剂量之间的关系[108]。按照上述报道，当辐射剂量为 10mSv 时，千分之一的人会因此罹患癌症。Brenner 和 Hall[109] 估计在美国每年 1.5% ～2% 的癌症发生与 CT 检查所带来的电离辐射有关。Davies 等估计在英国每年大约有 800 位女性和 1300 位男性因 CT 检查致癌[110]。电离辐射对儿童及妇女的危害性远远超过老年人和男性，因此对于年轻患者应特别注意辐射防护工作。近期一项研究结果显示，40 岁的女性接受 CT 冠状动脉造影检查后有 1/270 将发展为癌症[111]。因此，在 CT 血管造影领域应努力发展安全剂量战略，尽可能减少患者在检查过程中所接受的辐射剂量。

6. 结　论

CT 血管造影已成为心血管疾病重要的无创影像学检查手段。随着技术的进步,多排螺旋 CT 已逐渐克服了前面所述的各种技术和诊断方面的挑战,极大提高了其诊断心血管疾病的准确性。在检测及诊断心血管疾病方面,CT 血管造影被认为是有创血管造影最有价值和最有效的无创性替代检查方法。作为一种可靠的检查方法,CT 血管造影可以准确地诊断主动脉瘤、主动脉夹层、肺栓塞和外周动脉疾病。虽然有创的冠状动脉血管造影仍是冠心病诊断的金标准,但对于某些患者而言,64 排及以上的螺旋 CT 血管造影已成为有创冠状动脉造影可靠的替代检查方法。随着技术的发展,CT 血管造影的应用范围还将不断拓展。

（钱晓军 译　金龙 校）

参考文献

[1] Lloyd-Jones D, Adams RJ, Brown TM, et al. American Heart Association Statistics Committee and Stroke Statistics Subcommittee. Executive summary：heart disease and stoke statistics 2010 update：A report from the American Heart Association. Circulation, 2010, 121：948-954.

[2] Gaziano TA, Bitton A, Anand S, et al. Growing epidemic of coronary heart disease in low-and middle-income countries. Curr. Probl. Cardiol. 2010, 35：72-115.

[3] Liu L. Cardiovascular diseases in China. Biochem. Cell Biol. 2007, 85：157-163.

[4] http://www.who.int/whostat2007/en/index.html.

[5] Adams MR, Celermajer DS. Detection of presymptomatic atherosclerosis：a current perspective. Clin. Sci. (Lond), 1999, 97：615-624.

[6] Dormandy J, Heeck L, Vig S. The natural history of claudication：risk to life and limb. Semin. Vasc. Surg. 1999, 12：123-137.

[7] Goyen M, Herborn CU, Kroger K, et al. Detection of atherosclerosis：systemic imaging for systemic disease with whole-body three-dimensional MR angiography-initial experience. Radiology, 2003, 227：277-282.

[8] Noto TJ Jr, Johnson LW, Krone R, et al. Cardiac catheterization 1990：a report of the registry of the Society for Cardiac Angiography and Interventions. (SCAandI). Cathet Cardiovasc. Diagn. 1991, 24：75-83.

[9] Sun Z, Cao Y, Li H. Multislice computed tomography angiography in the diagnosis of coronary artery disease. J. Geriatr. Cardiol. 2011, 104-113.

[10] McCollough CH, Zink FE. Performance evaluation of a multi-slice CT system. Med. Phys. 1999,26：2223-2230.

[11] Sun Z, Jiang W. Diagnostic value of multislice CT angiography in coronary artery disease：A meta-analysis. Eur. J. Radiol. 2006, 60：279-286.

[12] Sun Z, Lin CH, Davidson R, et al. Diagnostic value of 64-slice CT angiography in coronary artery disease：A systematic review. Eur. J. Radiol. 2008, 67：78-84.

[13] Klingenbeck-Regn K, Schaller S, Flohr T, et al. Subsecond multi-slice computed tomography：basics and applications. Eur. J. Radiol. 1999, 31：110-124.

[14] Chao SP, Law WY, Kuo CJ, et al. The diagnostic accuracy of 256-row computed tomographic angiography compared with invasive coronary angiography in patients with suspected coronary artery disease. Eur. Heart J. 2010, 31：1916-1923.

[15] Rybicki F, Otero H, Steigner M, et al. Initial evaluation of coronary images from 320-detector row computed tomography. Int. J. Cardiovasc. Imaging, 2008, 24：535-546.

[16] Dewey M, Deissenrieder ZF, Laule M, et al. Noninvasive coronary angiography by 320-row computed tomography with lower radiation exposure and maintained diagnostic accuracy: comparison of results with cardiac catheterization in a head-to-head pilot investigation. Circulation, 2009,120: 867-875.

[17] Nieman K, Oudkerk M, Rensing BJ, et al. Coronary angiography with multi-slice computed tomography. Lancet, 2001,357:599-603.

[18] Achenbach S, Ulzheimer S, Baum U, et al. Noninvasive coronary angiography by retrospectively ECG-gated multi-slice spiral CT. Circulation, 2000,102:2823-2828.

[19] Becker CR, Knez A, Leber A, et al. Detection of coronary artery stenoses with multislice helical CT angiography. J. Comput. Assist. Tomogr. 2002,26:750-755.

[20] Hoffman U, Moselewski F, Cury RC, et al. Predictive value of 16 slice multidetector spiral computed tomography to detect significant obstructive coronary artery disease in patients at high risk for coronary artery disease. Circulation, 2004, 110: 2638-2643.

[21] Deetjen A, Mollmann S, Conradi G, et al. Use of automatic exposure control in multislice computed tomography of the coronaries: comparison of 16-slice and 64-slice scanner data with conventional coronary angiography. Heart, 2007,93:1040-1043.

[22] Raff GL, Gallagher MJ, O'Neill WW, et al. Diagnostic accuracy of non-invasive coronary angiography using 64-slice spiral computed tomography. J. Am. Coll. Cardiol. 2005, 46: 552-557.

[23] Fine JJ, Hopkins CB, Ruff N, et al. Comparison of accuracy of 64-slice cardiovascular computed tomography with coronary angiography in patients with suspected coronary artery disease. Am. J. Cardiol. 2006, 97: 173-174.

[24] Schuijf JD, Pundziute G, Jukema JW, et al. Diagnostic accuracy of 64-slice multislice computed tomography in the non-invasive evaluation of significant coronary artery disease. Am. J. Cardiol. 2006, 98: 145-148.

[25] Leys D. Atherosclerosis: A major health burden. Cerebrovasc. Dis. 2001, 11: 1-4.

[26] Streifler JY, Eliaziw M, Fox AJ, et al. Angiographic detection of carotid plaque ulceration: comparison with surgical observations in a multicenter study. Stroke, 1994, 25: 1130-1132.

[27] Walker LJ, Ismail A', McMeekin W, et al. Computed tomography angiography for the evaluation of carotid athero-sclerotic plaque: correlation with histopathology of endarterectomy specimens. Stroke, 2002, 33: 977-981.

[28] Hessel SJ, Adams DF, Abrams HL. Complications of angiography. Radiology, 1981, 138: 273-281.

[29] Borisch I, Markus H, Bernhard B, et al. Preoperative evaluation of carotid artery stenosis: comparison of contrast-enhanced MR angiography and duplex sonography with digital subtraction angiography. Am. J. Neuroradiol. 2003: 24: 1117-1122.

[30] Chen CJ, Lee TH, Hsu SH, et al. Multi-Slice CT angiography in diagnosing total versus near occlusions of the internal carotid artery comparison with catheter angiography. Stroke, 2004, 35: 83-85.

[31] Berg M, Zhang Z, Ikonen A, et al. Multi-detector row CT angiography in the assessment of carotid artery disease in symptomatic patients: comparison with rotational angiography and digital subtraction angiography. Am. J. Neuroradiol. 2005, 26: 1022-1033.

[32] Al Shuhaimi A, Ababtain K, Sun Z. Diagnostic value of non-invasive imaging techniques in the detection of carotid artery stenosis: A systematic review. Radiographer, 2009, 56: 14-18.

[33] Back MR, Wilson JS, Rushing G, et al. Magnetic resonance angiography is an accurate imaging adjunct to duplex ultrasound scan in patient selection for carotid endarterectomy. J. Vasc. Surg. 2000, 32(3):429-440.

[34] Clevert DA, Johnson T, Michaely H, et al. High-grade stenoses of the internal carotid artery: Comparison of high-resolution contrast enhanced 3D MRA, duplex sonography and power Doppler imaging. Eur. J. Radiol. 2006, 60 (3):379-386.

[35] Kuettner A, Trabold T, Schroeder S, et al. Noninvasive detection of coronary artery lesions using 16-detector row

multislice spiral computed tomography technology: initial clinical results. J. Am. Coll. Cardiol. 2004, 44: 1230-1237.

[36] Achenbach S, Ropers S, Pohle FK, et al. Detection of coronary artery stenoses using multi-detector CT with 16x 0.75 collimation and 375ms rotation. Eur. Heart J. 2005, 26: 1978-1986.

[37] Vanhoenacker PK, Heijenbrok-Kal MH, Van Heste R, et al. Diagnostic performance of multidetector CT angiography for assessment of coronary artery disease: meta-analysis. Radiology, 2007, 244: 419-428.

[38] Abdulla J, Abildstrom Z, Gotzsche O, et al. 64- multislice detector computed tomography coronary angiography as potential alternative to conventional coronary angiography: a systematic review and meta-analysis. Eur. Heart J. 2007, 28: 3042-3050.

[39] Flohr TG, McCollough CH, Bruder H, et al. First performance evaluation of a dual source CT (DSCT) system. Eur. Radiol. 2006, 16: 256-268.

[40] Leber AW, Johnson T, Becker A, et al. Diagnostic accuracy of dual-source multi-slice CT coronary angiography in patients with an intermediate pretest likelihood for coronary artery disease. Eur. Heart J. 2007, 28: 2354-2360.

[41] Brodoefel H, Burgstahler C, Tsiflikas I, et al. Dual-source CT: Effect of heart rate, heart rate variability, and calcification on image quality and diagnostic accuracy. Radiology, 2008, 247: 346-355.

[42] Johnson T, Nikolaou K, Busch S, et al. Diagnostic accuracy of dual-source computed tomography in the diagnosis of coronary artery disease. Invest. Radiol. 2007, 42: 484-491.

[43] Mizuno N, Funabashi N, Imada M, et al. Utility of 256-slice cone beam tomography for real four-dimensional volumetric analysis without electrocardiogram gated acquisition. Int. J. Cardiol. 2007, 120:262-267.

[44] Hay CSM, Morse RJ, Morgan-Hughes GJ, et al. Prognostic value of coronary multidetector CT angiography in patients with an intermediate probability of significant coronary heart disease. Br. J. Radiol. 2010, 83: 327-330.

[45] Pasricha SS, Nandurkar D, Seneviratne SK, et al. Image quality of coronary 320-MDCT in patients with atrial fibrillation: Initial experience. AJR Am. J. Roentgenol. 2009, 193: 1514-1521.

[46] Nikolaou K, Thieme S, Sommer W, et al. Diagnosing pulmonary embolism: new computed tomography applications. J. Thorac Imaging, 2010, 25:151-160.

[47] Kelly AM, Patel S, Carlos RC, et al. Multidetector row CT pulmonary angiography and indirect venography for the diagnosis of venous thromboembolic disease in intensive care unit patients. Acad. Radiol. 2006, 13:486-495.

[48] Stein PD, Athanasoulis C, Alavi A, et al. Complications and validity of pulmonary angiography in acute pulmonary embolism. Circulation, 1992, 85: 462-468.

[49] Mills SR, Jackson DC, Older RA, et al. The incidence, etiologies, and avoidance of complications of pulmonary angiography in a large series. Radiology, 1980, 136: 295-299.

[50] Diffin DC, Leyendecker JR, Johnson SP, et al. Effect of anatomic distribution of pulmonary emboli on interobserver agreement in the interpretation of pulmonary angiography. AJR Am. J. Roentgenol. 1998, 171: 1085-1090.

[51] Stein PD, Henry JW, Gottschalk A. Reassessment of pulmonary angiography for the diagnosis of pulmonary embolism: relation of interpreter agreement to the order of the involved pulmonary arterial branch. Radiology, 1999, 210: 689-691.

[52] British thoracic society guidelines for the management of suspected acute pulmonary embolism: British thoracic society standards of care committee pulmonary embolism guideline development group. Thorax, 2003, 58: 470-484.

[53] Hayashino Y, Goto M, Noguchi Y, et al. Ventilation-perfusion scanning and helical CT in suspected pulmonary embolism: meta-analysis of diagnostic performance. Radiology, 2005, 234: 740-748.

[54] Guilabert JP, Manzur DN, Tarrasa MJ, et al. Can multislice CT alone run out reliably pulmonary embolism? A prospective study. Eur. J. Radiol. 2007, 62: 220-226.

[55] Schoepf UJ, Goldhaber SZ, Costello P. Spiral computed tomography for acute pulmonary embolism. Circulation,

2004, 109: 2160-2167.

[56] Rathbun SW, Raskob GE, Whitsett TL. Sensitivity and specificity of helical computed tomography in the diagnosis of pulmonary embolism: a systematic review. Ann. Intern Med. 2000, 132: 227-232.

[57] van Strijen MJL, de Monye W, Kieft GJ, et al. Accuracy of single-detector spiral CT in the diagnosis of pulmonary embolism: a prospective multicentre cohort study of consecutive patients with abnormal perfusion scintigraphy. J. Thromb Haemost. 2005, 3: 17-25.

[58] Perrier A, Roy PM, Sanchez O, et al. Multidetector-row computed tomography in suspected pulmonary embolism. N. Engl. J. Med. 2005, 352: 1760-1768.

[59] Remy-Jardin M, Pistolesi M, Goodman LR, et al. Management of suspected acute pulmonary embolism in the era of CT angiography: a statement from the Fleischner Society. Radiology, 2007, 245:315-329.

[60] Stein PD, Woodard PK, Weg JG, et al. Diagnostic pathways in acute pulmonary embolism: recommendations of the PIOPED II investigators. Radiology, 2007, 242:15-21.

[61] Stein PD, Sostman HD, Bounameaux H, et al. Challenges in the diagnosis of acute pulmonary embolism. Am. J. Med. 2008, 121:565-571.

[62] Sadigh G, Kelly AM, Cronin P. Challenges, controversies and hot topics in pulmonary embolism imaging. AJR Am. J. Roentgenol. 2011, 196: 497-515.

[63] Remy-Jardin M, Faivre JB, Pontana F, et al. Thoracic applications of dual energy. Radiol. Clin. North Am. 2010, 48:193-205.

[64] Zhang LJ, Zhao YE, Wu SY, et al. Pulmonary embolism detection with dual-energy CT: experimental study of dual-source CT in rabbits. Radiology, 2009, 252: 61-70.

[65] Castaner E, Andreu M, Gallardo X, et al. CT in nontraumatic acute thoracic aortic disease: typical and atypical features and complications. Radiographics, 2003, 23:S93-110.

[66] Sebastia C, Pallisa E, Quiroga S, et al. Aortic dissection: diagnosis and follow-up with helical CT. Radiographics, 1999, 19:45-60.

[67] Cigarroa JE, Isselbacher EM, DeSanctis RW, et al. Diagnostic imaging in the evaluation of suspected aortic dissection: old standards and new directions. N. Engl. J. Med. 1993, 328:35-43.

[68] Small JH, Dixon AK, Coulden RA, et al. Fast CT for aortic dissection. Br. J. Radiol. 1996,69:900-905.

[69] Rampoldi V, Trimarchi S, Eagle KA, et al. International registry of acute aortic dissection (IRAD) investigators. Simple risk models to predict surgical mortality in acute type A aortic dissection: the International Registry of Acute Aortic Dissection score. Ann. Thorac. Surg. 2007, 83: 55-61.

[70] Nienaber CA, Fattori R, Mehta RH, et al. International registry of acute aortic dissection. gender-related diff erences in acute aortic dissection. Circulation, 2004, 109: 3014-3021.

[71] Shiga T, Wajima Z, Apfel CC, et al. Diagnostic accuracy of transesophageal echocardiography, helical computed tomography, and magnetic resonance imaging for suspected thoracic aortic dissection: systematic review and meta-analysis. Arch. Intern Med. 2006, 166: 1350-1356.

[72] LePage M, Quint LE, Sonnad SS, et al. Aortic dissection: CT features that distinguish true from false lumen. AJR Am. J. Roentgenol. 2001,177: 207-211.

[73] Williams DM, Lee DY, Hamilton BH, et al. The dissection aorta: percutaneous treatment of ischemic complications-principles and results. J. Vasc. Intervent. Radiol. 1997,8: 605-625.

[74] Kapoor V, Ferris JV, Fuhrman CR. Intimomedial rupture: A new CT finding to distinguish true from false lumen in aortic dissection. AJR Am. J. Roentgenol. 2004, 183: 109-112.

[75] Johnson TR, Nikolaou K, Wintersperger BJ, et al. ECG-gated 64-MDCT angiography in the differential diagnosis of acute chest pain. JR Am. J. Roentgenol. 2007, 188: 76-82.

[76] Erbel R, Alfonso F, Boileau C, et al. Task Force on Aortic Dissection, European Society of Cardiology. Diagnosis and management of aortic dissection. Eur. Heart J. 2001, 22: 1642-1681.

[77] Alcorn HG, Wolfson SK Jr, Sutton-Tyrell K. Risk factors for abdominal aortic aneurysms in older adults enrolled in Cardiovascular Health Study. Arterioscler. Thromb Vasc. Biol. 1996, 16:963-970.

[78] Rydberg J, Kopecky KK, Johnson MS, et al. Endovascular repair of abdominal aortic aneurysms: Assessment with multislice CT. AJR Am. J. Roentgenol. 2001, 177: 607-614.

[79] Sun Z. Helical CT angiography of abdominal aortic aneurysms treated with suprarenal stent grafting. Cardiovasc. Intervent. Radiol. 2003, 26: 290-295.

[80] Rydberg J, Kopecky KK, Lalka SG, et al. Stent grafting of abdominal aortic aneurysms: Pre- and postoperative evaluation with multislice helical CT. J. Comput. Assit. Tomgr. 2001, 25(4): 580-586.

[81] Whitaker SC. Imaging of abdominal aortic aneurysm before and after endoluminal stent graft repair. Eur. J. Radiol. 2001, 39: 3-15.

[82] Greenhalgh RM, Brown LC, Kwong GP, et al. Comparison of endovascular aneurysm repair with open repair in patients with abdominal aortic aneurysm (EVAR trial1), 30-day operative mortality results: randomised controlled trial. Lancet, 2004, 364: 843-848.

[83] Prinssen M, Verhoeven EL, Buth J, et al. A randomized trial comparing conventional and endovascular repair of abdominal aortic aneurysms. N. Engl. J. Med. 2004, 14 (351): 1607-1618.

[84] O'Donnell M, Sun Z, Winder J, et al. Suprarenal fixation of endovascular aortic stent grafts: Assessment of medium-term to long-term renal function by analysis of juxtarenal stent morphology. J. Vasc. Surg. 2007, 45: 694-670.

[85] Lau LL, Hakaim AG, Oldenburg WA, et al. Effect of suprarenal versus infrarenal aortic endograft fixation on renal function and renal artery patency: a comparative study with intermediate follow-up. J. Vasc. Surg. 2003,37:1162-1168.

[86] Greenberg RK, Chuter TA, Lawrence-Brown M, et al. Analysis of renal function after aneurysm repair with a device using suprarenal fixation (Zenith AAA Endovascular Graft) in contrast to open surgical repair. J. Vasc. Surg. 2004,39:1219-1228.

[87] Muhs BE, Verhoeven EL, Zeebregts C, et al. Mid-term results of endovascular aneurysm repair with branched and fenestrated endografts. J. Vasc. Surg. 2006, 44: 9-15.

[88] Sun Z. Three-Dimensional visualization of suprarenal aortic tent-grafts: Evaluation of migration in midterm follow-up. J. Endovasc. Ther. 2006, 1: 85-93.

[89] Sun Z. 3D multislice CT angiography in post-aortic stent grafting: A pictorial essay. Korean J. Radiol. 2006, 7: 205-211.

[90] Sun Z, Allen Y, Mwipatayi B, et al. Multislice CT angiography of fenestrated endovascular stent grafting of abdominal aortic aneurysms: A pictorial review of 2D/3D visualizations. Korean J. Radiol. 2009, 10: 285-293.

[91] Fowkes FG, Housley E, Cawood EH, et al. Edinburgh Artery Study: prevalence of asymptomatic and symptomatic peripheral arterial disease in the general population. Int. J. Epidemiol. 1991, 20: 384-392.

[92] Schoen F (1997) Vascular disease. In: Cotran RS, Kumar V, Collins T, Robbins SL (eds) Robbins pathologic basis of disease. Saunders, Philadelphia: 537-551.

[93] Cary N (1996) Pathology of peripheral arterial disease. In: Gorodn L (ed) Textbook of vascular medicine. Edward Arnold, London: 143-148.

[94] Lilly MP, Reichman W, Sarazen AA Jr, et al. Anatomic and clinical factors associated with complications of transfemoral arteriography. Ann. Vasc. Surg. 1990, 4:264-269.

[95] Waugh JR, Sacharias N. Arteriographic complications in the DSA era. Radiology, 1992, 182:243-246.

[96] Fleischmann D, Rubin GD, Paik DS. Stair-step artifacts with single versus multidetector-row helical CT. Radiology,

2000, 216: 185-196.

[97] Rubin GD, Shiau MC, Leung AN, et al. Aorta and iliac arteries: single versus multiple detector-row helical CT angiography. Radiology, 2000, 215: 670-676.

[98] Ofer A, Nitechi SS, Linn S, et al. Multidetector CT angiography of peripheral vascular disease: A prospective comparison with intraarterial digital subtraction angiography. Am. J. Roentgenol. 2003, 180: 719-724.

[99] Willman JK, Baumert B, Schertler T, et al. Aortoiliac and lower extremity arteries assessed with 16-detector row CT angiography: prospective comparison with digital subtraction angiography. Radiology, 2005, 236: 1083-1093.

[100] Portugaller HR, Schoellnast H, Hausegger KA, et al. Multislice CT angiography in peripheral arterial disease: a valuable tool in detecting significant arterial lumen narrowing? Eur. Radiol. 2004,14: 1681-1687.

[101] Ota H, Takase K, Igarashi K, et al. MDCT compared with digital subtraction angiography for assessment of lower extremity arterial occlusive disease: importance of reviewing cross-sectional images. Am. J. Roentgenol. 2004, 182: 201-209.

[102] Edwards AJ, Wells IP, Roobottom CA. Multidetector row CT angiography of the lower limb arteries: a prospective comparison of volume-rendered techniques and intra-arterial digital subtraction angiography. Clin. Radiol. 2005, 60: 85-95.

[103] Sun Z. Diagnostic accuracy of multislice CT angiography in peripheral vascular disease. J. Vasc. Intervent. Radiol. 2006, 17: 1915-1921.

[104] Cernic S, Mucelli FP, Pellegrin A, et al. Comparison between 64-row CT angiography and digital subtraction angiography in the study of lower extremities: personal experience. Radiol. Med. 2009, 114: 11150-1129.

[105] Miller JM, Rochitte CE, Dewey M, et al. Diagnostic performance of coronary angiography by 64-row CT. N. Engl. J. Med. 2008, 359: 2324-2336.

[106] Budoff MJ, Dowe D, Jollis JG, et al. Diagnostic performance of 64-multidetector row coronary computed tomographic angiography for evaluation of coronary artery stenosis in individuals without known coronary artery disease: results from the prospective multicenter ACCURACY (Assessment by Coronary Computed Tomographic Angiography of Individuals Undergoing Invasive Coronary Angiography) trial. J. Am. Coll. Cardiol. 2008,52:1724-1732.

[107] Meijboom WB, Meijs MFL, Schuijf JD, et al. Diagnostic accuracy of 64-slice computed tomography coronary angiography: a prospective multicenter, multivendor study. J. Am. Coll. Cardiol. 2008, 52:2135-2144.

[108] Committee to Assess Health Risks from Exposure to Low Levels of Ionizing Radiation, Nuclear and Radiation Studies Board, Division on Earth and Life Studies, National Research Council of the National Academies. Health Risks From Exposure to Low Levels of Ionizing Radiation: BEIR VII Phase 2. Washington, DC: The National Academies Press, 2006.

[109] Brenner DJ, Hall EJ. Computed tomography-an increasing source of radiation exposure. N. Engl. J. Med. 2007, 357(22):2277-2284.

[110] Davies HE, Wathen CG, Gleeson FV. Risks of exposure to radiological imaging and how to minimise them. BMJ, 2011, 342: 589-593.

[111] Smith-Bindman R, Lipson J, Marcus R, et al. Radiation dose associated with common computed tomography examinations and the associated lifetime attributable risk of cancer. Arch. Intern. Med. 2009, 169: 2.

第 3 章

心脏电生理手术中以导管为基础的 2D/3D 图像融合及运动补偿技术

Rui Liao

摘　要

　　对连接于左心房(LA)的肺静脉(PV)行导管射频消融(RFCA)通常在透视引导下操作。然而,X线不能很好地区分软组织和展示重叠的解剖结构,3D容积CT图像融合透视技术已被证明有助于组织和解剖结构的可视化并导引电生理(EP)手术过程。不过,在电生理手术中容积CT和透视之间的在线图像融合是具有挑战性的难题,因为EP透视图像缺乏可辨别的特征。此外,呼吸运动也不利于CT容积图像和透视图像的融合。在这一章,作者提出了一种基于导管技术,应用3D数据进行2D/3D图像配准和运动补偿的方法。其特别之处在于使用双平面透视图像上的冠状窦(CS)导管位置和CT容积图像上的冠状窦作为定位约束来实现2D/3D图像配准。对冠状窦导管行初始配准后,采用追踪Lasso电极导管在单C臂透视中的位置以标定其在肺静脉中的运动,最终获得运动补偿的动态重叠影像。由于CS导管和Lasso电极导管在射频消融操作中已经常规使用,上述方法不需要使用额外的器械就能够获得消融点的正确动态位置。此外,所提方法只需要在开始CS配准时采集双平面透视图像,射频消融术中采用单C臂透视即能进行追踪电极导管和完成运动补偿,最大程度地减少了患者术中接受的X线剂量。在466帧透视图像中对上述推荐示踪算法的准确性进行评估,其平均误差保持在 (0.66 ± 0.37) mms。基于模拟和真实图像数据的定量验证也进一步表明该方法在射频消融术中应用的可行性。

1. 引　言

　　房颤作为最常见的心律失常,是导致卒中的首要病因[1]。房颤的主要治疗方法包括抗心律失常药物、心脏外科手术及体外除颤等[2-5],目前在EP导管室行射频消融成为治疗房颤的又一选择。EP术中找到房颤的起源灶(如肺静脉)及更好地显示相关解剖结构是手术成功的关键,既往常规通过使用二维X线影像及注射对比剂来实现这一目的。为减少术中X线曝光时间及对比剂用量,以及增强术者对心脏解剖的理解、顺利导航消融导管至肺静脉,目前提倡术前行心脏高分辨率CT和(或)MR检查,并在术中将其与二维X线影像进行融合[6-8]。

　　由于EP术中常规的X线影像缺乏准确的定位标志,使得CT/MR等三维影像与二维X线影像的融合变得尤为困难。Rhode等提出基于体表多个参照标志将MR与X线影像进行融合[9]。该方法最大的弊端在于操作流程繁琐——必须确保术中体表参照点的位置与术前行MR时一致。在下文中,我们将阐述应用术前 CT 影像中的冠状窦与术中置于冠状窦内的冠状窦导管,作为定位标志的 2D/3D 图像定位融合方法。

2D/3D 图像融合技术在一定程度上可以简化 EP 手术,但由于心脏的实时位置受心动周期及呼吸周期的影响,这种静态的融合有时不能满足术中精确导航定位的需要。应用心电门控技术可以消除心动周期的影响,在此基础上借助一定的融合方法补偿呼吸周期的移动,即可获得动态的2D/3D 融合图像。文献[10]中提到的用于冠状动脉介入的融合技术,是应用磁导航技术进行实时定位,但需要使用价格昂贵的、具有特殊磁感应功能的导管。文献[11]、[12]中提到的用于肝动脉介入栓塞的融合技术,是基于影像技术对呼吸运动进行补偿,但仅限于某一平面的运动补偿,不适用于 EP 手术。因为 EP 术中关注的左心房随呼吸运动呈三维运动,单平面的运动补偿不足以完成实时、精确的定位[13]。文献[7]、[8]提出应用基于双平面 X 线设备进行呼吸补偿,但双平面 X 线设备同单平面设备相比,价格不菲。下文中,我们将尝试应用单平面 X 线设备联合 EP 术中常规应用的 Lasso 导管进行呼吸运动补偿。

由于冠状窦导管和 Lasso 导管是房颤消融术中的常规配置,因此我们推荐的方法不增加术者的任何额外操作。此外,作为参照物的冠状窦导管和 Lasso 导管可清晰显示在二维 X 线图像上,而不依赖于对比剂的使用,有利于降低患者发生对比剂肾病的相关风险。

2. 研究方法

2.1 基于冠状窦的二维/三维图像配准

我们通过最小用户输入的半自动化方法,对 X 线图像下的冠状窦进行二维分段处理,该方法即使在信噪比很低的情况下也能获得可靠、稳定的结果。首先,冠状窦导管由文献[14]中阐述的 Hessian 矩阵滤波进行加强。滤波器通过 Hessian 矩阵中的本征值 λ_1 和 λ_2($|\lambda_1| \ll |\lambda_2|$)来定义冠状窦导管。

$$\mathbf{H}_\sigma = \sigma^2 \begin{bmatrix} \dfrac{\partial^2 \mathbf{u}_\sigma}{\partial x^2} & \dfrac{\partial^2 \mathbf{u}_\sigma}{\partial x \, \partial y} \\ \dfrac{\partial^2 \mathbf{u}_\sigma}{\partial x \, \partial y} & \dfrac{\partial^2 \mathbf{u}_\sigma}{\partial y^2} \end{bmatrix} \tag{1}$$

其中 Uσ 是影像中高斯核大小 σ 的反转。理论中 σ 的大小应为导管的半径,其延伸方向也与导管方向一致。此时血管可通过以下公式进行计算

$$V_\sigma = \left\{ \begin{matrix} \begin{pmatrix} 0 \\ 1 - e^{-S^2/2\alpha^2} \end{pmatrix} & \lambda_2 < 0 \\ e^{R_B^2/2\beta^2} & \lambda_2 \geqslant 0 \end{matrix} \right\} \tag{2}$$

当 $R_B = \lambda_1/\lambda_2$,$S = \sqrt{\lambda_1^2 + \lambda_2^2}$,α 和 β 控制滤波器的敏感度。两个透视影像中的导管中线分别由 C_{2dA} 和 C_{2dB} 进行定位。交互的定位方法与 IS 中方法类似[15]。当使用者移动鼠标时,由种子点(如:导管的一端)到目前鼠标位置的最短距离会由快速行进方法计算得出[16]。L 路径的值为

$$C(L) = \sum_{p=1}^{m} 1/(0.001 + v(p)^4) + \omega S(L) \tag{3}$$

当 $v(p)$ 是像素 p 时的血管时,m 是路径 L 的像素数值。$S(L)$ 便是 L 的长度,此时 ω 控制这两个值

的相对权重。相对较强的血管和较短的长度便优于弱的血管和长的长度。最后通过最小化权重的整体曲度总和和起始中线的无限制 B 型曲线可将二维的冠状窦导管绘出。

三维的冠状窦导管可通过文献[17]中描述的方法自动通过 CT 容量由 C_{3d} 标记出。此方法可用于受瓣膜运动影响或对比剂分布不均造成冠状窦信号变化的情况下,由于冠状窦(CS)位置靠近左冠状动脉、左心房和左心室,以此解决该问题的高概率泄漏。

本试验中我们假定在三维图像中只有一种刚体变换。因此需要估算刚体变换 T 包含的 3 种转换和 3 种旋转:

$$\underset{T}{\arg\min} D_{3d}(\text{recon}(C_{2dA}, C_{2dB}), T(C_{3d})) \tag{4}$$

当 $T(C_{3d})$ 为刚性转换 T 的三维 CS 时,三维曲线的重建来自两个相应的二维曲线,$D_{3d}(C_1, C_2)$ 是两个三维曲线 C_1 和 C_2 的距离。这种方法能够最小化冠状窦(CS)和冠状窦导管间的距离。

通过两个平面的影像重建三维图像并非易事。然而在本试验中,二维 CS 导管使用了一种简单而平滑的线性结构,并且能够通过核线简单重建。当在给定的核线由多个导管点分割的情况下,还可能通过局部线进行重建。迭代最近法(ICP 算法)用于定位三维和三维定位中的两个点位置。由于三维和三维转换在两点中点对点的相关性方面有着非常相似的处理方法,这一方法也快于类似最优邻域匹配的方法。

2.2 基于 Lasso 的运动补偿

如前文所述,通过冠状窦的位置将三维容积数据和二维 X 线影像融合之后,应用容积/网格渲染技术可获得 X 线影像和三维容积(或通过三维容积重建的表面网格模型)数据的静态叠加图像。基于此,可通过跟踪 Lasso 导管在单平面影像中的轨迹来计算其动态移动,从而获得动态叠加图像。首先,采用与 2.1 节中描述的半自动化冠状窦二维分段技术,对 Lasso 导管进行处理。唯一区别在于此方法采用了封闭终点而非开放终点。由于 Lasso 导管是圆周形的物体,因此 B 型曲线可通过快速行进方法进行二维拟合。拟合的 B 型曲线中的参照点取决于原始中线总长度与预先设定的两相邻参照点的比值。

随后,可通过自动跟踪 Lasso 导管参照点的位置变化拟合 B 型曲线,标定 B,并最大化能量 $E(B)$

$$E(B) = \sum_{p=1}^{n}(v(p) + \alpha \cdot mc(p) + \beta \cdot \kappa(p)) + \sum_{l=1}^{d} r(d) + s(B) \tag{5}$$

此处 n 代表拟合 B 型曲线中像素的数量。在给定像素 p 时,$v(p)$ 是 vesselness 从而最大化阴暗的管状结构(在本试验中是 Lasso 导管)。$K(p)$ 是弯曲像素 p,用于规范化移动中 Lasso 导管的形态。在特定形状的导管中,圆滑的导管要优于尖锐的导管。$Mc(p)$ 定义为移动系数,用于展现现有框架中像素 p 与先前框架中的变化,这一参数的引入基于心跳和呼吸影响将 Lasso 导管的定位。可参照相对静止的背景,如脊柱或包括身体表面的仪器。这样使得动态跟踪算法显得更为可靠。此外,即使在心跳及呼吸移动时也不会影响其定位效果。试验中使用 Wronskian 改变侦测来计算移动的相关性。

$$mc(p) = \frac{1}{w}\sum_{j=1}^{w}\left(\frac{I'(p_j)}{I(p_j)}\right)^2 - \frac{1}{w}\sum_{j=1}^{w}\frac{I'(p_j)}{I(p_j)} \tag{6}$$

公式中 w 为像素 p 相邻窗口的像素数量(如,$w = 9$ 表示 3×3 窗口),P_j 是指像素 p 相邻窗口的第 j 个像素,$I(.)$ 和 $I'(.)$ 分别代表当前框架和前一个框架。相比一些最新的移动侦测例如阴影模型、衍生模型、统计改变以及线性独立改变侦测等,Wronskian 改变侦测要更为高级。

考虑到心跳及呼吸移动的特有幅度以及假周期性,定位在公式(5)中还引入了概念 $r(d)$,d 代表 B 型曲线中的对照点数量。特定情况下,对于一个指定的对照点,其前一个框架和第一个框架的位置改变应该小于事先定义的阈值。若变化小于阈值,则不需进行补偿运算[如 $r(d) = 0$ 时],若大于阈值则会出现一个很大的负向数[如,$r(d) = -Inf$]。公式(5)中 $s(B)$ 用于限制第一框架中锁定的 Lasso 导管范围小于某一阈值。根据格林定理,锁定的 Lasso 导管近似等于:

$$S = \frac{1}{2} \sum_{p=1}^{n} X(p)Y(p+1) - X(p+1)Y(p) \tag{7}$$

$X(p)$ 和 $y(p)$ 是在 B 型曲线中的两个相关向量 x 和 y。

在 EP 术中,为了尽可能降低患者接受的 X 线剂量,往往需要缩小视野进行透视,而非整体透视。由于显影区域存在强度梯度,显影区域边界的追踪能力可能会被削弱,因此显影边界需要能够进行自动搜索和锁定。边界的计算基于单个平面内的累计强度。例如,为了计算显影图像的边界(该算法与图像高度方向的边界计算方法类似),强度可通过公式进行计算:

$$I_j = \sum_{i=1}^{高度} I(P_{ij}) \quad (j = 1 \ldots 宽度) \tag{8}$$

此处边界为图像宽度的边界,由累计强度中首先发现的斜率最陡的位置 q 侦测。q 之后的位置强度开始衰减,因此被认为是边界。另外,对于由图像变化引起的不在边界的强度梯度改变也可通过下列比值来进行筛选,这一比值是指图像内容变化小于目标窗口。

$$I_q \Big/ \frac{1}{q-1} \sum_{i=1 \cdots q-1} I_i \tag{9}$$

3. 试　验

3.1 基于冠状窦的二维/三维定位

为了能够定量评价我们提出的基于冠状窦的二维/三维定位,我们使用模拟数据进行了两组试验。试验 I 通过延长真实 CT 中的冠状窦段而模拟冠状窦导管。该导管具有良好的转换,并且能够在两个平面内产生虚拟的冠状窦二维导管图像。试验 II 模拟冠状窦导管在冠状窦内的移动,以评估前述方法定位的有效性。我们假设移动中的冠状窦导管的每一部分与冠状窦中线的相对位置变化并不一致,通过随机参照点的移动拟合而成的立方 B 型曲线来虚拟导管的移动。摄动函数的振幅不超过正常冠状窦宽度的一半,如小于 5mm[21]。通过旋转 $-8° \sim 8°$ 以及三个方向内 $-20 \sim 20mm$ 的旋转产生了 200 个不同的起始位点。距冠状窦 15cm 的主要位点用于评估位点的正确性。

表 3 - 1 总结了虚拟数据在模拟数据中两组的定位结果。表中可见试验设定的方法非常准确有效并且稳定(图 3 - 1)。另外,随机变换的虚拟冠状窦位点并不显著影响定位的准确性,表明在现实应用中试验中设定的方法依然有效。

表 3 - 1　定量评估基于冠状窦的二维/三维定位的虚拟数据

	估算时间(s)	平均二维误差(mm)	标准二维变量误差(mm)	平均三维误差(mm)	标准三维变量误差(mm)
试验 I (标准情况)	0.56	1.55	0.08	2.34	0.53
试验 II (变异情况)	0.62	2.30	0.63	3.19	0.78

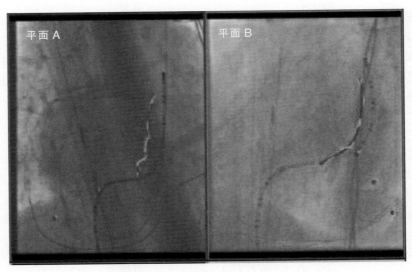

图 3-1　投射在 X 线图像上的冠状窦(绿色部分)与虚拟的冠状窦导管(红色部分)的融合。3 个点用于评估定位的准确性。平面 A 和平面 B 代表不同体位。(见彩图)

　　我们进一步将试验方法用于在体的临床研究,试验过程使用西门子公司 Axiom Artis dBC 双平板系统。CT 容量尺寸为 512×512×284,分辨率为 0.43mm×0.43mm×0.50mm。CT 中的冠状窦及双平面图像中的冠状窦导管通过 2.1 节中的方法进行分段化,结果见图 3-2。重建的三维冠状窦导管显示在相应的 CT 容积图像上,以显示融合前与冠状窦的相对位置。

　　图 3-2 显示了使用前述方法,融合前后横膈和脊柱投射在三维 CT 图像中的位置。脊柱及横膈的轮廓由 A 平面图像加以显示,之后与 CT 图像进行融合以证明前述方法定位的准确性。

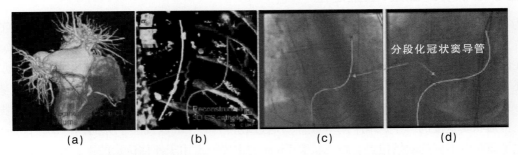

图 3-2　CT 容积分段化的冠状窦及重建的冠状窦导管。(a)CT 容积下分段化的冠状窦用红色表示;(b)CT 容积下分段化的冠状窦(红色部分)与融合前重建的冠状窦导管(绿色部分);(c,d)分段化的冠状窦导管在双平面下的影像及绿色标注。(见彩图)

　　结果表明,通过双平面图像融合技术,可以使得 X 线图像中的横膈和脊柱位置与 CT 图像中一致。另外,根据双平面融合技术,可将重建后的消融导管精确显示在右心房三维 CT 图像中,进一步证明了该融合技术的准确性。

3.2 基于 Lasso 的移动补偿

　　我们定量评估了 Lasso 导管定位算法在 13 个影像序列(466 帧图像)中的表现,影像数据来自

EP 术中,仪器为 AXIOM Artis C 臂系统(Siemens AG, Healthcare Sector,德国,福希海姆)。为计算定位误差,我们计算了定位的 B 型曲线到人工 Lasso 导管分段化的平均距离,所有操作均在心血管病专家的指导下进行。距离来自所有帧下每一序列全部二维误差的平均值。466 帧内的平均数为(0.66±0.37)mm。每一序列的定位结果见表 3 - 2。图 3 - 4 展示了 Lasso 导管定位的流程。图 3 - 5 展示了一些 Lasso 导管定位的实例以及目标窗边界的自动识别。

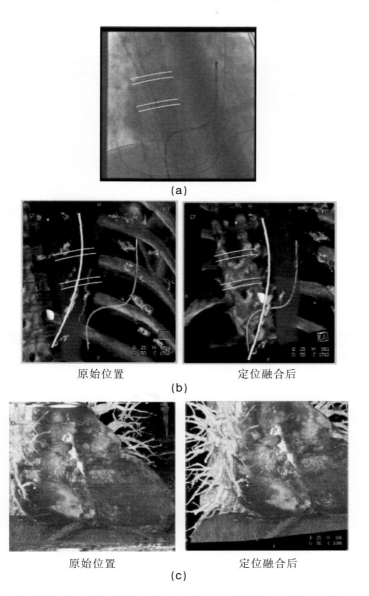

(a)

原始位置　　　　　　　　　定位融合后

(b)

原始位置　　　　　　　　　定位融合后

(c)

图 3-3　在体临床数据中基于冠状窦的二维/三维定位的定位结果。(a)标注出横膈和脊柱的 X 线影像;(b)与脊柱定位融合前(左)、后(右)的 CT 影像;(c)与横膈定位融合前(左)、后(右)的 CT 影像。(见彩图)

表 3 - 2　　EP 影像序列中 Lasso 导管定位算法的定量评估

序列	1	2	3	4	5	6	7	8	9	10	11	12	13	总和
帧数	23	116	9	10	30	19	18	34	43	38	54	40	32	466
误差（mm）	0.8	0.9	0.7	0.7	0.7	0.6	0.5	0.6	0.4	0.5	0.7	0.4	0.8	0.66
标准差（mm）	0.5	0.4	0.5	0.5	0,4	0.4	0.2	0.4	0.2	0.3	0.4	0.3	0.5	0.37

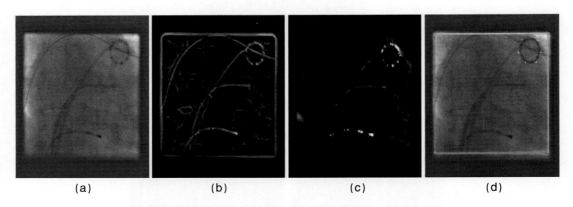

(a)　　　　　　　(b)　　　　　　　(c)　　　　　　　(d)

图 3 - 4　　基于模型的 Lasso 导管定位。(a)原始 X 线图像;(b)Vesselness;(c)移动系数与移动中的 Lasso 导管和射频导管相比,脊柱和体外仪器的移动很小;(d)红色曲线为通过黄色参照点定位的 Lasso 导管,绿色标记代表自动识别的目标窗边界。(d 见彩图)

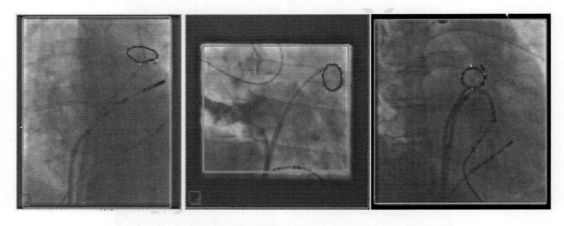

图 3 - 5　　移动中的 Lasso 导管定位和自动检测目标窗的实例。(见彩图)

　　在单平面设置中,动态跟踪 Lasso 导管可用于二维或三维的呼吸移动补偿。在二维移动补偿中,二维转换及缩放参数可通过目标窗的中心位置与 Lasso 导管跟踪区域来获得。估算的转换、缩放参数可用于动态的三维和 X 线图像融合。

　　由呼吸导致的移动发生在三维层面,而不是 X 线显影的二维平面,因此二维转换无法十分精确地计算移动补偿。

　　图 3-6 中展示了一个实例,在一帧图像(右)中用一红色椭圆代表 Lasso 导管,通过最优化二维转换后在同一序列的另一帧图像内进行融合(左)。可见由于呼吸移动所致明显的不匹配,这一误差可通过三维刚体转换修正(绿色标注)。尽管二维缩放补偿可在一定程度上修正平面外移动,但三维移动补偿显得更为精确(下文中会进行详细描述)。

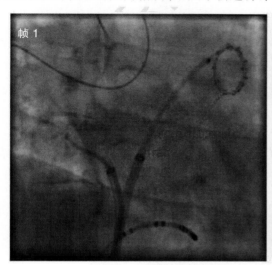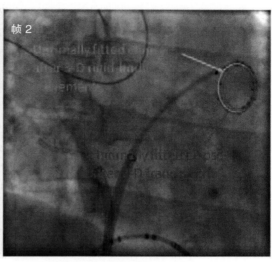

图 3-6　呼吸移动对二维图像的缩放效应。(见彩图)

　　对于三维的移动补偿,可以通过训练构建其三维呼吸运动模型。使用单平面系统时两个透视平面需要相隔 40°以上,二维的呼吸移动轨迹可通过 ECG 门控下每个平面 Lasso 导管中心的位置移动,拟合成多项式计算得出(图 3-7a)。三维的呼吸移动轨迹可通过两个正交平面的二维呼吸移动轨迹重建[22]。在呼吸移动训练阶段,为了覆盖到呼吸移动的最大范围,推荐深吸气和呼气。此外,影像序列需要能够涵盖一定心动周期内的呼吸周期以囊括足够数量的不同呼吸状态(10~15s 的影像序列应涵盖 10~15 个心动周期和 2~3 个呼吸周期)。

　　重建的三维移动轨迹展现了左心房在心动周期内的呼吸移动模型与其三维 CT 图像相匹配(图 3-7b)。图 3-7b 中可见由呼吸导致的头足位方向的 Lasso 导管移位(左心房移位),但是其前后位方向亦有较明显的位置变化。因此,只在影像平面内(尤其是正位)的移动补偿是不够的,特别是置入器械的位置需在三维下定位时,需要更多的移动补偿数据。

　　三维呼吸补偿模型建立后,EP 术中呼吸所致的左心房移动,可按照下列方法通过不同角度 X 线透视的三维转换获得:①在单平面透视中跟踪 Lasso 导管并计算其中心点;②依据图像的几何构型投射 Lasso 导管的中心点;③定位最近的背投射线与三维运动轨迹的交点获得移动估测数据;④根据估测数据移动相应的三维图像,使之与静态的 X 线图像重叠。这样,我们便可以获得同步移动的、基于静态解剖重叠的实时解剖影像。

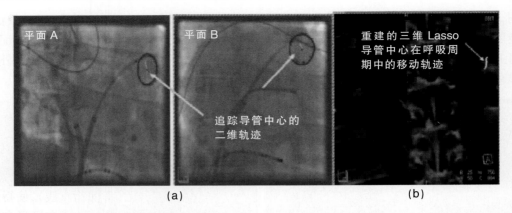

(a)　　　　　　　　　(b)

图 3-7　使用跟踪 Lasso 导管技术进行移动补偿的实例。(a) ECG 门控的两个单平面 Lasso 导管跟踪影像。红点为现帧下 Lasso 导管的中心。该序列下 Lasso 导管中心移动的二维轨迹用青色标注；(b) 重建的三维 Lasso 导管中心在呼吸周期中的移动轨迹与三维图像中脊柱的相对位置。(见彩图)

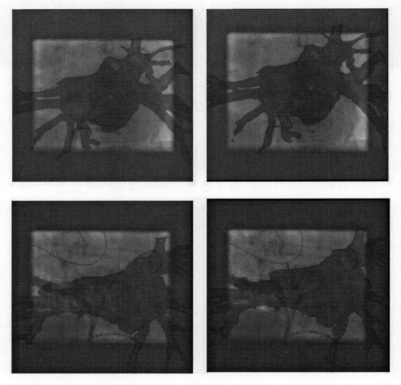

图 3-8　移动补偿对左心房/肺静脉表面模型与 X 线图像重叠的影响(每 1 列代表一个例子)。左图显示无移动补偿的重叠图像，此时由于呼吸移动的影响，使得 Lasso 导管位于左心房外。右图为具有移动补偿功能的重叠图像。可以看出，移动补偿后，Lasso 导管与左心房和肺静脉相匹配。(见彩图)

4. 结　论

现行的二维/三维定位融合技术都需要通过在患者血管内注射对比剂来实现[23]。在现行的方法中,如果没有对比剂明确显示血管,基于密度和形态特征的二维/三维定位方法便很难实行。基于标记点的定位融合技术通常比较繁琐且容易出现错误,因为不应用对比剂对目标区域进行造影,操作者就很难在二维影像上精确标记出与三维 CT 图像对应的解剖点;而在二维影像中清晰可见的导管等结构,在术前的三维影像中又是不存在的。

本文描述了 EP 术中无需对比剂的二维/三维定位融合技术。定位融合是通过优化导管通过或位于的解剖路径(血管)来实现的。由于冠状窦相对较为狭窄并且弯曲(并非为直线),使得基于冠状窦的定位融合高度精确,并且适用范围大于现有的二维/三维技术。类似的研究已经在文献[24]中有所阐述,该研究通过置于上腔静脉和冠状窦内的导管进行 CT 图像和单平面 X 线图像的定位融合。但是单平面 X 线图像在深度方向上存在显著的误差,使得尽管二维影像下的位置误差较小,但与三维融合时可能存在很大的定位错误。双平面 X 线成像的应用提高了三维定位融合技术的精确性,尤其是在存在旋转误差时。另外,上腔静脉明显宽于冠状窦,一定程度上降低了其定位的准确性并增加了分段化的难度。文献[24]中描述的方法的另一个局限性在于定位融合的完成主要依赖于人为的调整,尤其是存在旋转误差时对人为调整的依赖更强,使得其过程繁琐且易发生错误。

本研究阐述了一种新的 EP 术中通过单平面系统进行三维呼吸补偿的融合定位技术。该方法中 Lasso 导管的跟踪技术基于在第一帧图像中构建的封闭 B 型曲线。同基于模板的方法比较,基于模型的方法对可能出现的变化表现出更高的可靠性,如:对比剂的注射以及其他一些移动装置等。另外,由于基于模板方法需要及时更新模板,常常受到漂移的影响。我们提出的算法通过利用移动系数和自动检测 X 线目标窗,主要为跟踪 EP 术中 Lasso 导管的移动而设计。本试验中对于临床 EP 影像序列的平均定位误差为 (0.66 ± 0.37) mms,未检测到明显的漂移。考虑到在常规的 EP X 线影像中,呼吸移动在 15mm 范围内,且部分患者在深呼吸时可达 40mm,该方法能够显著提高 EP 术中三维导航定位的准确性。

上述定位方法具有以下优势。首先,仅在手术起始时需要双平面显影(为了二维/三维定位融合及建立患者个性化的三维呼吸补偿模型)。与双平面系统相比,单平面系统下动态呼吸补偿具有很高的准确性,并能够使术中患者接受的辐射剂量最小化。其次,用普通的 EP 导管即可完成定位融合和移动估测,例如常用于肺静脉射频消融术中的冠状窦导管及 Lasso 导管,并且无需额外的对比剂及基准标记。再者,在房颤的肺静脉隔离术中,Lasso 导管往往置于需要隔离的肺静脉口,通过定位 Lasso 导管,可以精确地定位消融导管位置,因此移动预估及补偿基本上在一个步骤中完成。最后,对三维数据的来源没有限制,可来自 MRI,CT 和 C 臂 CT,如 syngo DynaCT Cardiac(Siemens AG,Healthcare Sector,德国,福希海姆)。

致　谢

感谢新老同事们在研究过程中给予的富有远见的建议及不可或缺的帮助。感谢西门子公司研究中心提供的试验平台并协助本研究的发表。

(王龙 译　金龙 校)

参考文献

[1] B. Gage, A. Waterman, W. Shannon, M. Boechler, M. Rich, and M. Radford. Validation of Clinical Classification Schemes for Predicting Stroke. Journal of the American Medical Association, vol. 285, no. 22, pp. 2864-2870, June 2001.

[2] M. Haissaguerre, L. Gencel, B. Fischer, P. L. Metayer, F. Poquet, F. I. Marcus, and J. Clementy. Successful catheter ablation of atrial fibrillation. Journal of Cardiovascular Electrophysiology, vol. 5, no. 12, pp. 1045-1052, December 1994.

[3] H. Calkins, J. Brugada, D. Packer, R. Cappato, S. Chen, H. Crijns, R. Damiano, D. Davies, D. Haines, M. Haissaguerre, Y. Iesaka, W. Jackman, P. Jais, H. Kottkamp, K. Kuck, B. Lindsay, F. Marchlinski, P. McCarthy, J. Mont, F. Moradi, K. Nademanee, A. Natale, C. Pappone, E. Prystowsky, A. Raviele, J. Ruskin, and R. Shemin. HRS/EHRA/ECAS Expert Consensus Statement on Catheter and Surgical Ablation of Atrial Fibrillation: Recommendations for Personnel, Policy, Procedures and Follow-Up. Europace, vol. 9, no. 6, pp. 335-379, June 2007.

[4] O. Wazni, N. Marrouche, D. Martin, A. Verma, M. Bhargava, W. Saliba, D. Bash, R. Schweikert, J. Brachmann, J. Gunther, K. Gutleben, E. Pisano, D. Potenza, R. Fanelli, A. Raviele, S. Themistoclakis, A. Rossillo, A. Bonso, and A. Natale. Radiofrequency ablation vs antiarrhythmic drugs as first-line treatment of symptomatic atrial fibrillation: a randomized trial. Journal of the American Medical Association, vol. 293, no. 21, pp. 2634-2640, January 2005.

[5] R. Cappato, H. Calkins, S.-A. Chen, W. Davies, Y. Iesaka, J. Kalman, Y.-H. Kim, G. Klein, D. Packer, and A. Skanes. Worldwide Survey on the Methods, Efficacy, and Safety of Catheter Ablation for Human Atrial Fibrillation. Circulation, vol. 111, pp. 1100-1105, February 2005.

[6] R. Liao. 2-D/3-D Registration Of Computed Tomographic Volumes with Fluoroscopic Images By Spines For EP Applications. IEEE International Symposium on Biomedical Imaging: From Nano to Macro 2010, 1213-1216.

[7] A. Brost, R. Liao, J. Hornegger, N. Strobel. 3-D Respiratory Motion Compensation during EP Procedures by Image-based 3-D Lasso Catheter Model Generation and Tracking. Med. Image Comput. Comput. Assist. Interv. 2009, vol. 12, pp. 394-401.

[8] A. Brost, R. Liao, J. Hornegger, N. Strobel. Respiratory Motion Compensation by Model-Based Catheter Tracking during EP Procedures. Medical Image Analysis 2010, 14(5):695-706.

[9] K. Rhode, et al.. Ev aluation of the use of multimodality skin markers for the registration of pre-procedure cardiac MR images and intra-procedure x-ray fluoroscopy images for image guided cardiac electrophysiology procedures. SPIE 2008.

[10] H. Timinger, S. Krueger, K. Dietmayer, J. Borgert. Motion Compensated Coronary Interventional Navigation by Means of Diaphram Tracking and Elastic Motion Models. Physics in Medicine and Biology 2005, 50(3):491-503.

[11] S. Atasoy, et. al. Real-time Respiratory Motion Tracking: Roadmap Correction for Hepatic Artery Catheterizations. Proc. SPIE 6918, 1-9(2008).

[12] Ross, et al. Motion Correction for Augmented Fluoroscopy-Application to Liver Embolization. Proc. ISBI, 1553-1556(2008).

[13] J. Ector, etc. Changes in Left Atrial Anatomy Due to Respiration: Impact on Three-Dimensional Image Integration during Atrial Fibrillation Ablation. Journal of Cardiovascular Electrophysiology 19(8), 828-834(2008).

[14] A. Frangi, W. Niessen, K. Vincken, and M. Viergever. M ultiscale Vessel Enhancement Filtering. Lecture Notes in Computer Science, vol. 1496, pp. 130-137,1998.

[15] E. N. Mortensen. W. A. Barrett. I ntelligent Scissors for Image Composition. ACM, 1995.

[16] J. A. Sethian. Level Set Methods and Fast Marching Methods: Evolving Interfaces in Computational Geometry, Fluid Mechanics. Computer Vision and Material Sciences. Cambridge University Press, second edition, 1998.

[17] S. Sauer. An Optimized Algorithm for Coronary Sinus Segmentation in MSCT Datasets. Diploma Thesis, University of Karlsruhe, Germany. 2005.

[18] J. Feldmar, N. Ayache, F. Betting. 3D-2D projective registration of free-form curves and surfaces. Computer Vision and Image Understanding. 65(3): 403-424, 1997.

[19] P. Besl, N. Mckay. A method for Registration of 3-D Shapes. IEEE Transaction on Pattern Analysis and Machine Intelligence, 14(2): 239-256, 1992.

[20] E. Durucan, T. Ebrahimi. Change Detection and Background Extraction by Linear Algebra. IEEE Proc. 89, 1368-1381(2001).

[21] J. Doig, J. Saito, L. Harris, E. Downar. Coronary Sinus Morphology in Patients with Atrioventricular Junctional Reentry Tachycardia and Other Supraventricular Tachyarrhythmias. Circulation. 92:436-441, 1995.

[22] R. Hartley and A. Zisserman. Multiple View Geometry. Cambridge University Press, 2003.

[23] R. Liao, C. Guetter, C. Xu, Y. Sun, A. Khamene, F. Sauer. Learning-Based 2D/3D Rigid Registration Using Jensen-Shannon Divergence for Image-Guided Surgery. 228-235, MIAR 2006.

[24] J. Sra, D. Krum, A. Malloy, M. Vass, B. Belanger, E. Soubelet, R. Vaillant, M. Akhtar. Registration of Three-dimensional Left Atrial Computed Tomographic images with Projection Images Obtained Using Fluoroscopy. Circulation. 112(24):3677-9, 2005.

第 4 章

神经血管造影术进展

Nader Sawiris, *Shyam Prabhakaran*

摘　要

　　血管造影术是指使血管可视化的不同技术。常用的血管造影技术包括计算机断层扫描血管造影(CTA)、磁共振血管造影(MRA)和数字减影血管造影(DSA)。这些检查通常用于诊断如下血管疾病,例如:脑动脉瘤、动静脉畸形和动静脉瘘、脑血管痉挛、颅内动脉狭窄和血管炎等。在过去的几十年中,经导管血管造影、CTA及MRA技术逐步得到改进。在很多情况下,非侵入性血管造影方法的诊断准确性已经可以与经导管血管造影技术相媲美。但在有些情况下,传统的血管造影技术仍然是许多血管疾病诊断的金标准。在另外一些情况下,为了更好地评估血管异常,联合使用多种血管造影技术是合理和必要的。本章中,作者将讨论一些血管造影研究方面的最新进展,包括脑血管疾病的CTA、MRA和DSA诊断新技术。

1. 引　言

　　以不同的成像方法使血管显影,统称为血管造影,包括CTA、MRA以及DSA等。在脑卒中领域,这些技术主要被用于诊断各种血管畸形和血管疾病,如脑动脉瘤、动静脉畸形、颅内血管痉挛、颅内血管狭窄和血管炎,每一种技术都在过去的几十年里都取得了巨大进展。

　　在许多情况下,无创性血管造影诊断的准确性已经与有创的经导管血管造影相当[1]。此外,无创成像方式还具备有创导管造影所不具备的优势,即能够使患者避免发生一些与有创导管造影操作相关的神经系统并发症。

　　目前,无创性血管造影方法的空间分辨率已经可以达到令人满意的 2~3mm 以内,这一水平已经完全可以满足临床上各种神经血管疾病诊断的需要[2-5]。

　　但在某些情况下,常规血管造影技术依旧是血管疾病诊断的金标准。一方面是因为前述的无创性血管造影在时间分辨率方面还不及常规血管造影,使之在用于诊断动静脉分流性疾病时,无法有效显示供血动脉、引流静脉的血流模式以及静脉早期充盈的情况[6]。在一些病例中,对于CTA提示的动静脉畸形(AVM),需要进一步行DSA明确诊断(图 4-1)。不过,在很多情况下,联合使用多项血管造影技术有助于更加合理、可靠地对血管异常进行评估。Satoh 等[7]的研究表明,整合来自包括3D-MRA、3D-CTA等不同诊断方法的数据能够更好地对颅内动脉瘤进行术前评估。Inoue 等[8]认为,出于疾病诊断和制订治疗方案的目的,于DSA前使用如3D-CTA等其他成像技术有助于提高脊髓血管选择性插管的成功率。本章中,我们将讨论一些近年来的血管造影研究新进展,介绍应用CTA、MRA和DSA诊断脑血管疾病的最新技术。

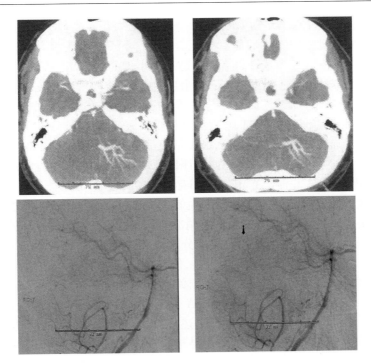

图 4 - 1 54 岁女性患者,有抑郁症及高血压病用药史,突发眩晕伴恶心呕吐。患者的症状为位置性眩晕,但进一步 CTA(上方图)检查有异常发现,考虑为动静脉畸形。为进一步明确诊断所进行的颅内血管造影(下方图)显示为引流至深部静脉系统的小脑静脉血管瘤。患者经氯苯甲嗪及止吐药对症治疗后症状缓解,出院回家。

2. 数字减影血管造影(DSA)

DSA 是一种用来进行颅内血管疾病检查及血管腔内治疗的介入技术。先在 X 线下将对比剂注入目标血管使之显影,再通过软件数字化去除对比剂注射前的背景图像,即可获得单纯被对比剂充盈的血管图像。经导管颅内血管造影技术于 1927 年首次应用于临床,至今已取得很大进展[10,11]。自上世纪 90 年代以来,更出现了可以产生 3D 复制图像的 3D 旋转血管造影[9]。血管造影这一被神经内科医生首先开发的技术现在已经被放射科医生、神经外科医生以及神经介入科医生广泛使用[12]。

DSA 最常见的适应证是用于诊断动脉瘤、动静脉畸形、静脉疾病、脑膜瘤术前评估以及动脉性脑卒中(包括急性缺血性卒中、脑血管痉挛、颅内血管狭窄和血管炎)的诊断和治疗[1]。此外,术中血管造影已经逐渐被应用于颅内动脉瘤和动静脉畸形的手术治疗。这一技术的并发症较少[13,14],对于神经血管条件复杂的患者,应用该技术还可以进行腔内外联合治疗。

经导管颅内血管造影早期曾被认为是一种高风险的技术,现在由有经验的术者操作时已经较为安全。最初接受血管造影的一些患者在术后发生了各种并发症,从短暂失语到较为严重的并发症如由对比剂导致的 Horner 综合征,甚至致命的并发症如血栓栓塞或血管穿孔[15]。更有甚者,二氧化钍,一种在 1931 年开始被使用的对比剂,被发现会引起恶性肿瘤[16]。现今,由于采用了更为安全的技术和药物,研究显示脑血管造影的并发症发生率已经降至 0.3%,这些并发症也多源于动脉闭塞装置的使用,且常发生于 65 岁以上人群[1,17]。常见的并发症包括穿刺部位血肿、对比剂肾病、缺血性卒中以及操作过程中发生的血管穿孔。当然,对每一例患者均需充分考虑到各种与造影相关的可能风险,以便于合理地选择患者并预防不良事件的发生。

鉴于传统血管造影技术存在一定风险,且无创性脑血管检查技术诊断准确率的不断提高,一些研究者认为诊断性 DSA 的应用可能会趋于减少[18]。但由于在诊断动态病变(如 AVM)方面具有独特优势,且脑血管疾病腔内治疗技术的应用日益广泛,经导管脑血管造影仍有其存在的重要价值[9]。尽管在文献中存在有关最佳血管成像方法的争论,DSA 依旧是公认的血管疾病诊断的金标准[19-23]。在一项支持此观点的研究中,Nishimuna 等[24]认为,在评估头颈部肿瘤染色及供血动脉时,常规 MRI、时间飞跃法 MRA(TOF-MRA)及对比剂增强 MRA 作用有限。相比之下,DSA 拥有其他检查方法所无法比拟的空间及时间分辨率,使之能够准确显示肿瘤血管及肿瘤供血动脉。血管可选择性则是经导管颅内血管造影另一无法比拟的优势,使其能提供更精准、更完整的诊断信息[15]。最后,随着 3D 成像技术的出现,DSA 除了具备良好的解剖成像及时间分辨率优势之外,还拥有了与 CTA 和 MRA 同样的 3D 成像能力[25,26,27,28]。也正是由于这一技术进步,使得 3D-DSA 能够在术前提供极为详细的解剖信息,在治疗决策制订和治疗方案选择方面占据了至关重要的地位[29]。

脑血管造影的一个缺陷在于,即便是 3D-DSA 也无法同时显示骨骼及血管的解剖结构,而这是 CTA 的显著优势[30,31,32]。不过,Gailloud 等[25]描述了一种新的 3D 数字血管造影(DA)重建算法,可以通过旋转脑血管造影同时显示骨与血管的结构,且 3D-DSA 和 3D-DA 这两种重建可以通过单次注入对比剂获取。这种新的算法可以说是将 DSA 及 CTA 的一些优势联合起来,使 3D-DA 能够将 3D-DSA 的高空间分辨率与 CTA 所能获取的骨质背景整合到一起。尽管如此,一些问题依然存在:对于接近骨质的动脉瘤或小的穿支血管,3D-DA 无法获得足够清晰的细微解剖图像[31,32]。为此,Gailloud 等[33]进一步定义了用于旋转血管造影的另一种算法,使之在一幅 3D 图像中能够同时包括骨骼结构及重建出的血管。这一新算法叫做三维融合数字减影血管造影(FDSA),是基于蒙片和增强序列的分离显示,3D 骨显影和 3D-DSA 这两种 3D 图像被整合到同一 3D 图像中。这种方法可以同时清晰地显示血管与骨质结构,提高了传统血管造影显示颅内血管病变,特别是颅底部血管病变的能力,为制定手术方案提供了帮助。

伪彩 DSA 是另一项具有潜在应用前景的技术,目前正处在研究阶段。因其能够提供充分的诊断信息,也许会在今后被广为使用[34,35]。1986 年,Hunter 等[36]介绍了一种通过使用时间衰减曲线来获取生理数据的技术,作为一种可靠的测量器官灌注的方法。这种技术通过参数化伪彩来提供功能信息和灌注定量,用以区分过度灌注与低灌注的区域,并确定顺行和逆行的灌注血流与血量。这一新技术能够提供可与 CT 灌注成像比拟的实时定量血流灌注信息,可用于实时显示受损的脑部供血(如急性缺血性卒中、颅内血管狭窄、烟雾病),也能监测对介入治疗的反应。这一技术比 CT 灌注更加优越,因其能够避免额外的射线暴露[37]。Strother 等[38]进行了一项观察伪彩算法用于 2D-DSA 的效果的研究,发现在不增加额外的放射线照射和对比剂使用的情况下,伪彩 DSA 能够更清晰地显示脑组织的血供情况。该研究结果还显示,研究中超过 20% 的患者由于这一新技术的应用而优化了治疗方案。由于能够显示供血动脉和引流静脉,参数化伪彩在显示各种动静脉异常时也有其独特优势。

3. CT 血管造影(CTA)

CTA 通过在 X 线下注入含碘对比剂来显示血管管腔结构,其图像可以进行三维重建。在过去的 10 年中,CTA 在颅内血管疾病诊断方面的应该日益广泛,已被视为筛查脑动脉瘤的标准技术,其敏感性如今已与 DSA 非常接近。当 DSA 的诊断性造影未见异常时,CTA 是很有帮助的诊断工具[39]。很多情况下,CTA 还可以替代 DSA,用于急性发作的动脉瘤性蛛网膜下腔出血的早期决策[40]。对于颅内动脉瘤的术前评估,CTA 也已经被证明能够提供充分可靠的数据[41]。一项近期的研究发现,仅基于 CTA 的发现即可为前循环系统的破裂动脉瘤制订治疗方案[42]。随着 3D-CTA 技术的进步,部分患者可以避免由 DSA 检查带来的风险。CTA 既能够清晰显示病变,也能为治疗方案的选择提供依据。对于颅内血管狭窄,CTA 具备与 DSA 类似的特异性和敏感性[43]。

CTA 的一项优势在于能够提供病变血管与其周围骨质和组织的解剖学关系,而这对于确定是否手术以及制定手术方案极为重要[8]。在血管与骨质结构相邻的部位,这一优势尤为明显。在筛查颅底部位直径≤5mm 的小动脉瘤时,CTA 的敏感性甚至优于 DSA[44]。在颅底骨质遮挡血管病变的情况下,3D-CTA 能够进行去骨显示[45]。一项研究入组了 46 例颅内动脉瘤患者,分别进行 CTA 和 DSA 检查。结果显示两种方法对于病变的诊断准确率类似,而 CTA 检查过程中患者所接受的辐射剂量更低[46]。当然,应当指出的是,对于非常小的动脉瘤(直径 <3mm),CTA 检查有遗漏病变的可能(图 4 – 2)。

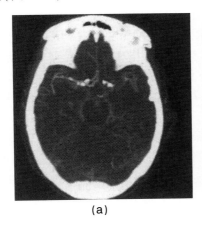 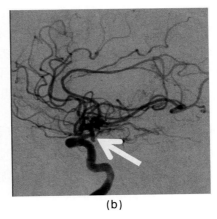

(a)　　　　　　　　　　　(b)

图 4 – 2　76 岁女性患者,有高血压史,主诉头痛、头晕。CTA(a)未发现动脉瘤,进一步行脑血管造影检查(b)提示右侧后交通动脉瘤(3mm × 3mm)。

CTA 技术在不断发展,空间分辨率的显著增加就是其中一个重要方面[2-5]。然而,缺乏时间分辨率依旧是 CTA 技术的一个主要缺陷,而这正是 DSA 众所周知的优势。由于时间分辨率较差,CTA 无法明确诊断小动静脉畸形之类的血管病变。时间分辨 CTA(4D-CTA)是能够克服 CTA 这一缺陷的新技术[47,48],该技术能够对血流进行动态分析。Willems 等[6]进行了一项研究,评估全脑 4D-CTA 在 AVM 诊断和随访中的应用。共入组 17 例未经治疗的动静脉畸形患者,同时进行 DSA 和 4D-CTA 检查,4D-CTA 通过部分交叉和灌注成像能够发现所有的 AVM 病变,但其中 4 例低估了病变大小。

CT 扫描技术的另一进步是多排螺旋 CT 的出现,其原理与普通 CT 相同,但增加了探测器数量,使其具备了更快的扫描速度、更大的扫描范围以及更好的空间和时间分辨率[49,50]。多探测器 CTA(MD-CTA)也叫做多排螺旋 CT、多通道 CT 或多层面 CT。Kato 等[51]进行的研究评估了 MD-CTA 对于颅内动脉瘤的诊断价值,并将其与单排 CTA 和 DSA 进行比较。结果显示,MD-CTA 能够更好地评估颅内动脉瘤,并为手术方案的制订提供足够的细节信息。MD-CTA 的一项优势在于扫描时间短、对比剂用量少,且不影响图像质量[52,53]。Tamaura 等[54] 进行了关于 MD-CTA 的另一项研究,证实 16 排 3D MD-CTA 可以将对比剂的用量由原先的 100mL 减少为 50mL,从而减少医疗费用并降低对比剂肾病的风险。

4. MR 血管造影(MRA)

在过去 10 年中,磁共振成像技术的应用越来越普及,MRA 已经成为一种常用的无创性血管成像方法。MRA 可以分为应用对比剂的血管成像和无对比剂的血管成像,目前无对比剂的磁共振血管成像技术的应用更为普遍,但使用对比剂的 MRA 成像技术(CE-MRA)的应用也越来越多。时间飞跃法和相对比法是无对比剂 MRA 的两种经典技术。与 DSA 和 CTA 通过注射对比剂来显示血管管腔不同,时间飞跃法(TOF) MRA 则是通过检测血液磁共振来显示血管腔内的血流。也正是因为这样,MRA 倾向于高估血管的狭窄程度,也容易将血管管腔重度狭窄与完全闭塞相混淆。通过使用磁共振对比剂行 CE-MRA 可以克服无对比剂 MRA 的这一缺点,但含钆类对比剂近来被认为与肾系统纤维化的发生相关[55,56],尽管普遍认为其比含碘对比剂更加安全。

总体而言,MRA 是一种安全的无创影像学技术。与 CTA 相比,MRA 的优势之一在于患者在检查过程中不接受电离辐射。另一方面,MRA 的劣势包括价格相对昂贵、存在运动伪影以及检查时间较长等,这也使得 MRA 不太适合在紧急情况下使用。MRA 禁用于装有起搏器或体外金属移植物的患者,也很难用于存在严重幽闭恐惧症的患者。最后,对肾脏疾病患者应用钆类对比剂也存在一定风险。

近年来,MRA 技术发展迅速。随着 3.0T 磁共振的出现,MRA 检查敏感性较差的问题已经在很大程度上得到解决。目前,应用 3.0T MRA 检测未破裂的直径 <3mm 动脉瘤的敏感性已达 85% ~93%,对直径 >3mm 动脉瘤的敏感性甚至高达 93% ~97%[57]。对动脉瘤弹簧圈栓塞术后再通的监测是 MRA 的一项新应用,在这方面使用 3D-TOF 或 CE-MRA 非常适合。TOF-MRA 在某些情况下可以替代 DSA 和 CTA[58],其优势在于能够避免 DSA 有创操作的风险,也能够避免 CTA 使用含碘对比剂带来的危险和术中患者接受的 X 线辐射。然而,由于颅内支架在 MRA 图像上会产生伪影(支架段的信号丢失),3D TOF-MRA 在诊断支架内狭窄或判断动脉瘤弹簧圈栓塞的完全程度方面尚有困难[59,60]。Takayama 等进行了一项旨在评估 CE-MRA 和 3D TOF-MRA 随访价值的研究,共入组 5 例应用 Enterprise 支架辅助治疗颅内动脉瘤的患者。将 3D TOF-MRA 和 CE-MRA 对载瘤动脉和瘤颈的显示与 DSA 进行对比。由于支架的影响,5 例中 3D TOF-MRA 均无法清晰地显示载瘤动脉腔和瘤颈,而 CE-MRA 则能够清晰显示载瘤动脉腔和瘤颈,准确性与 DSA 相同。另一项对比 CE-MRA 和 3D TOF-MRA 的研究显示,二者在显示脑动脉瘤弹簧圈栓塞后瘤腔再灌注和残余瘤颈方面没有显著性差异[62]。

尽管克服了 TOF-MRA 的一些缺点,CE-MRA 在评估支架内狭窄和脑动脉瘤支架辅助弹簧圈栓塞术后再通方面仍存在一些问题,其中之一就是强化的动脉瘤壁会被误认为再通或狭窄[63]。为解决这一问题,近来出现了时间分辨 3D 对比增强 MRA(4D-MRA)技术。研究显示,该技术可以用于动脉瘤经支架辅助弹簧圈栓塞术后的随访。此外,该技术还可以用于 AVM 和血管狭窄病变的诊断。在 4D-MRA 中,最初的图像被作为蒙片使用,动脉、静脉期的图像则通过与其减影获得[63-65],因此在上述病变的诊断能力方面与 DSA 类似。

4D-MRA 在颅内 AVM 术前与术后评估方面的价值已经显而易见。Hadizadeh 等通过 56 例 AVM 患者对比了 4D-MRA 和 DSA 的检查结果,发现 4D-MRA 由于具备较高的空间和时间分辨率,能够提供可靠的诊断结果并用于术后随访[66]。Choi 等[63] 进行的一项研究比较了 4D-MRA、3D TOF-MRA 和 DSA 在颅内动脉瘤支架辅助弹簧圈栓塞术后的应用,结果发现不管应用哪类支架,4D-MRA 都能得到比 3D TOF-MRA 更好的图像质量。Lim 等[67] 的一项近期研究结果显示,3.0T 4D-MRA 对于发现 γ 刀治疗后的残余 AVM 非常有效,其敏感性为 64% ～ 80%,特异性为 91% ～ 100%。由于敏感性较低,这一技术目前在发现 AVM 残留方面尚不能替代传统血管造影检查。MRA 和 CTA 的一个主要缺陷在于其图像会因为支架或弹簧圈产生的伪影而失真,DSA 因此一直是这些情况下的首选影像学检查方法。定量磁共振血管造影(QMRA)是一项很有前途的技术,能够克服 MRA 在诊断颅内支架内狭窄方面的不足[68]。QMRA 通过联合 TOF-MRA 和 PC-MRA[69],可以在显示血管解剖的基础上测量动脉血流,这样就能通过血流的改变来显示血管狭窄,而非依赖常因支架伪影而失真的血管解剖学图像。

Prabhakaran 等[68] 对 14 例植入颅内支架的患者进行了 QMRA 扫描,所有 QMRA 显示存在支架内血流减少的患者均被 DSA 证实存在支架内狭窄,而 QMRA 未见支架内血流减少的患者进一步行 DSA 检查均未见明显的支架内狭窄(图 4 – 3)。另一项研究 QMRA 的相关报道[70] 也证实,QM-RA 是发现颅内动脉狭窄支架成形术后再狭窄的可靠的无创检查方法[70],QMRA 发现血流量减少超过 25% 即提示可能存在颅内支架内再狭窄。最后,一项针对植入过颅内支架(Wingspan)患者的研究显示,QMRA 是一种监测植入后支架内血流改变的有前途的新方法。需要指出,狭窄或支架远端的湍流可能会导致伪影的产生,从而造成测量误差[71]。

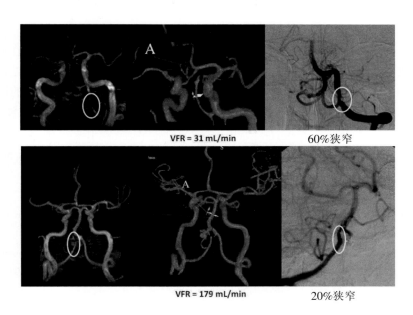

图 4 – 3　上图:伪影导致 TOF-MRA 图像显示椎动脉支架内血流中断,QMRA 显示支架内血流量正常,DSA 证实不存在支架内狭窄;下图:TOF-MRA 显示椎动脉支架内血流中断,QMRA 显示支架内血流量减少,DSA 证实存在支架内狭窄。

DSA,CTA 及 MRA 的优缺点和最新进展见表 4 – 1。

表 4-1　DSA、CTA、MRA 的优点、缺点、最新进展举例

	优点	缺点	最新进展
DSA	时间分辨率 空间分辨率 血管可选择性 可同时行介入治疗	有创操作,伴随手术风险 急诊情况下可能无条件进行 未被广泛应用 存在辐射风险 存在对比剂使用风险	3D 数字血管造影(DA)重建算法 三维融合数字减影血管造影 　(FDSA) 伪彩 DSA
CTA	无创 在多数急诊室有条件进行 　检查 检查时间短	缺少时间分辨率 存在辐射风险 存在对比剂使用风险 存在骨和金属伪影	4D-CTA 多排 CT
MRA	无创 无辐射风险 可进行血管壁及软组织成 　像	价格昂贵 检查时间长 易出现运动及金属伪影 心脏起搏器、金属移植物、幽闭恐惧症为 　检查禁忌 存在钆对比剂使用风险 缺少时间分辨率	3T 或更高场强磁场 4D-MRA QMRA

5. 结　论

　　神经血管诊断学在近几十年中进展飞速。多项研究显示,不同的检查方法在血管病变的诊断中各具优势。这些新技术的发展为临床医生提供了多种选择,可以根据每种方法的价格、优缺点、风险以及患者的偏好选择不同的检查方法。技术的进展在不断降低检查风险的同时增加了病变诊断的可靠性,并由此通过对疾病的早期诊断和干预,显著改善神经血管疾病的预后。

(王健 译　金龙 校)

参考文献

[1] Fifi JT, Meyers PM, Lavine SD, et al. Complications of modern diagnostic cerebral angiography in an academic medical center. J Vasc Interv Radiol, 2009,20(4):442-447.

[2] Aralasmak A, Akyuz M, Ozkaynak C, et al. CT angiography and perfusion imaging in patients with subarachnoid hemorrhage: correlation of vasospasm to perfusion abnormality. Neuroradiology, 2009,51:85-93.

[3] Cho YD, Park JC, Kwon BJ, et al. Endovascular treatment of largely thrombosed saccular aneurysms: follow-up results in ten patients. Neuroradiology,2010, 52:751-758.

[4] Agid R, Willinsky RA, Lee SK, et al. Characterization of aneurysm remnants after endovascular treatment: contrast-enhanced MR angiography versus catheter digital subtraction angiography. AJNR Am J Neuroradiol, 2008,29:1570-1574.

[5] Uysal E, Oztora F, Ozel A, et al. Detection and evaluation of intracranial aneurysms with 16-row multislice CT angiography: comparison with conventional angiography. Emerg Radiol, 2008,15:311-316.

［6］ Willems PW, Taeshineetanakul P, Schenk B, et al. . The use of 4D-CTA in the diagnostic work-up of brain arteriovenous malformations. Neuroradiology, 2011 Apr 5.

［7］ Satoh T, Onoda K, Tsuchimoto S. Intraoperative evaluation of aneurysmal architecture: comparative study with transluminal images of 3D MR and CT angiograms. AJNR Am J Neuroradiol, 2003,24(10):1975-1781.

［8］ Inoue S, Hosoda K, Fujita A, et al. . Diagnostic imaging of cerebrovascular disease on multi-detector row computed tomography (MDCT). Brain Nerve, 2011,63(9):923-932.

［9］ Michael Chen, MD. Interventional neurology—recent advances and new applications. US Neurology, 2011,7(1):37-40.

［10］ Moniz E. L'encephalographie arterielle, son importance dans la localisation des tumeurs cerebrales.

［11］ Tondreau R. Egas Moniz 1874-1955. Radiographics, 1985,5(6):994-997.

［12］ Moniz E. Diagnostic des tumeurs cerebrals et epreuve de l'encephalographie artérielle, Paris: Masson, 1931.

［13］ Martin NA, Bentson J, Vinuela F, et al. Intraoperative digital subtraction angiography and the surgical treatment of intracranial aneurysms and vascular malformations. J Neurosurg, 1990,73:526-533.

［14］ Alexander TD, Macdonald RL, Wier B, et al. Intraoperative angiography in cerebral aneurysm surgery: a prospective study of 100 craniotomies. Neurosurgery, 1996,19:10-16.

［15］ Timothy J, Kaufmann, David F. Kallmes. Diagnostic cerebral angiography: archaic and complication-prone or here to stay for another 80 years? AJR, 2008:190.

［16］ Andersson M, Carstensen B, Visfeldt J. Leukemia and other related hematological disorders among Danish patients exposed to Thorotrast. Radiat Res, 1993, 134:224-233.

［17］ Thiex R, Norbash AM, Frerichs KU. The safety of dedicated-team catheter-based diagnostic cerebral angiography in the era of advanced noninvasive imaging. AJNR Am J Neuroradiol, 2010,31(2):230-234. Epub 2009 Sep 24.

［18］ Hoh BL, Cheung AC, Rabinov JD, et al. Results of a prospective protocol of computed tomographic angiography in place of catheter angiography as the only diagnostic and pretreatment planning study for cerebral aneurysms by a combined neurovascular team. Neurosurgery, 2004, 54:1329-1340.

［19］ Khashayar Farsad, Alexander C. Mamourian, Clifford J. Eskey, et al. Computed tomographic angiography as an adjunct to digital subtraction angiography for the pre-operative assessment of cerebral aneurysms. The Open Neurology Journal, 2009, 3: 1-71.

［20］ Anderson GB, Steinke DE, Petruk KC, et al. Computed tomographic angiography versus digital subtraction angiography for the diagnosis and early treatment of ruptured intracranial aneurysms. Neurosurgery, 1999,45:1315-1320.

［21］ McKinney AM, Truwit CL, Palmer CS, et al. Intracranial aneurysms: is the diagnostic accuracy rate of multidetector CT angiography equivalent to that of three-dimensional rotational conventional angiography? Radiology, 2008,246(3):982, author reply 982-983.

［22］ Teran W. Colen, Lilian C. Wang, Basavaraj V. Ghodke, et al. Effectiveness of MDCT angiography for the detection of intracranial aneurysms in patients with nontraumatic subarachnoid hemorrhage. AJR, 2007:189, October.

［23］ Abe T, Hirohata M, Tanaka N, et al. Clinical benefits of rotational 3D angiography in endovascular treatment of ruptured cerebral aneurysm. AJNR Am J Neuroradiol, 2002,23(4):686-688.

［24］ Nishimura S, Hirai T, Shigematsu Y, et al. Evaluation of brain and head and neck tumors with 4D contrast-enhanced MR angiography at 3T. AJNR Am J Neuroradiol, 2011, Nov 24.

［25］ Gailloud P, Oishi S, Carpenter J, et al. Three-dimensional digital angiography: new tool for simultaneous three-dimensional rendering of vascular and osseous information during rotational angiography. AJNR Am J Neuroradiol, 2004,25(4):571-573.

［26］ Hochmuth A, Spetzger U, Schumacher M. Comparison of three-dimensional rotational angiography with digital subtraction angiography in the assessment of ruptured cerebral aneurysms. AJNR Am J Neuroradiol, 2002,23:1199-

1205.

［27］ Hirai T, Korogi Y, Suginohara K, et al. Clinical usefulness of unsubtracted 3D digital angiography compared with rotational digital angiography in the pretreatment evaluation of intracranial aneurysms. AJNR Am J Neuroradiol, 2003,24:1067-1074.

［28］ Sugahara T, Korogi Y, Nakashima K, et al. Comparison of 2D and 3D digital subtraction angiography in evaluation of intracranial aneurysms. AJNR Am J Neuroradiol, 2002,23:1545-1552.

［29］ Piotin M, Gailloud P, Bidaut L, et al. CT angiography, MR angiography and rotational digital subtraction angiography for volumetric assessment of intracranial aneurysms: an experimental study. Neuroradiology, 2003,45:404-409.

［30］ Chappell ET, Moure FC, Good MC. Comparison of computed tomographic angiography with digital subtraction angiography in the diagnosis of cerebral aneurysms: a meta-analysis. Neurosurgery, 2003,52:624-631, discussion 630-621.

［31］ Hirai T, Korogi Y, Ono K, et al. Preoperative evaluation of intracranial aneurysms: usefulness of intraarterial 3D CT angiography and conventional angiography with a combined unit—initial experience. Radiology, 2001,220:499-505.

［32］ Nishihara M, Tamaki N. Usefulness of volume-rendered three-dimensional computed tomographic angiography for surgical planning in treating unruptured paraclinoid internal carotid artery aneurysms. Kobe J Med Sci, 2001,47: 221-230.

［33］ Gailloud P, Oishi S, Murphy K. Three-dimensional fusion digital subtraction angiography: new reconstruction algorithm for simultaneous three-dimensional rendering of osseous and vascular information obtained during rotational angiography. AJNR Am J Neuroradiol, 2005, 26(4):908-911.

［34］ Benndorf G. Color-coded digital subtraction angiography: the end of a monochromatic era? AJNR Am J Neuroradiol, 2010,31(5):925-927. Epub 2010 Apr 15.

［35］ Hunter GJ, Hunter JV, Brown NJ. Parametric imaging using digital subtraction angiography. Br J Radiol, 1986,59: 7-11.

［36］ Hunter JV. Parametric imaging applied to renal digital subtraction angiography: establishment of normal ranges. Urol Radiol, 1986, 8:204-208.

［37］ Wintermark M, Lev MH. FDA investigates the safety of brain perfusion CT. AJNR Am J Neuroradiol, 2010,31:2-3. Epub 2009 Nov 5.

［38］ Strother CM, Bender F, Deuerling-Zheng Y, et al. Parametric color coding of digital subtraction angiography. AJNR Am J Neuroradiol, 2010,31(5):919-924. Epub 2010 Feb 18.

［39］ Hashimoto H, Iida J, Hironaka Y, et al. Use of spiral computerized tomography angiography in patients with subarachnoid hemorrhage in whom subtraction angiography did not reveal cerebral aneurysms. J Neurosurg, 2000,92: 278-283.

［40］ Amagasaki K, Sato T, Kakizawa T, et al. Treatment of ruptured anterior circulation aneurysm based on computerized tomography angiography: surgical results and indications for additional digital subtraction angiography. J Clin Neurosci, 2002,9:22-29.

［41］ Boet R, Poon WS, Lam JM, et al. The surgical treatment of intracranial aneurysms based on computer tomographic angiography alone: streamlining the acute management of symptomatic aneurysms. Acta Neurochir (Wien), 2003, 145:101-105, discussion 105.

［42］ Villablanca JP, Jahan R, Hooshi P, et al. Detection and characterization of very small cerebral aneurysms by using 2D and 3D helical CT angiography. AJNR, 2002,23:1187-1198.

［43］ Bash S, Villablanca JP, Jahan R, et al. Intracranial vascular stenosis and occlusive disease: evaluation with CT angiography, MR angiography, and digital subtraction angiography. AJNR Am J Neuroradiol, 2005,26(5):1012-1021.

[44] Chen Y, Manness W, Kattner K. Application of CT angiography of complex cerebrovascular lesions during surgical decision making. Skull Base, 2004, 14(4):185-193, discussion 193.

[45] Tomura N, Otani T, Sakuma I, et al. Three-dimensional bone-free computed tomographic angiography of aneurysms near the skull base using a new bone-removal application. Jpn J Radiol, 2009, 27(1):31-36. Epub 2009 Feb 8.

[46] Zhang LJ, Wu SY, Niu JB, et al. Dual-energy CT angiography in the evaluation of intracranial aneurysms: image quality, radiation dose, and comparison with 3D rotational digital subtraction angiography. AJR Am J Roentgenol, 2010, 194(1):23-30.

[47] Klingebiel R, Siebert E, Diekmann S, et al. 4-D Imaging in cerebrovascular disorders by using 320-slice CT: feasibility and preliminary clinical experience. Acad Radiol, 2009, 16:123-129.

[48] Brouwer PA, Bosman T, van Walderveen MA, et al. Dynamic 320-section CT angiography in cranial arteriovenous shunting lesions. AJNR Am J Neuroradiol, 2010, 31:767-770.

[49] Cademartiri F, Mollet N, van der Lugt A, et al. Non-invasive 16-row multislice CT coronary angiography: usefulness of saline chaser. Eur Radiol, 2004, 14:178-183.

[50] Flohr T, Stierstorfer K, Bruder H, et al. New technical developments in multislice CT. Part 1. Approaching isotropic resolution with sub-millimeter 16-slice scanning. Rofo, 2002, 174:839-845.

[51] Kato Y, Nair S, Sano H, et al. Multi-slice 3D-CTA-an improvement over single slice helical CTA for cerebral aneurysms. Acta Neurochir (Wien), 2002, 144(7):715-722.

[52] Haage P, Schmitz-Rode T, Hubner D, et al. Reduction of contrast material dose and artifacts by a saline flush using a double power injector in helical CT of the thorax. AJR, 2000, 174:1049-1053.

[53] Hopper KD, Mosher TJ, Kasales CJ, et al. Thoracic spiral CT: delivery of contrast material pushed with injectable saline solution in a power injector. Radiology, 1997, 205:269-271.

[54] Tamura Y, Utsunomiya D, Sakamoto T, et al. Reduction of contrast material volume in 3D angiography of the brain using MDCT. AJR Am J Roentgenol, 2010, 195(2):455-458.

[55] Marckmann P, Skov L, Rossen K, et al. Nephrogenic systemic fibrosis: suspected causative role of gadodiamide used for contrast-enhanced magnetic resonance imaging. J Am Soc Nephrol, 2006, 17(9):2359-2362.

[56] Grobner T. Gadolinium—a specific trigger for the development of nephrogenic fibrosing dermopathy and nephrogenic systemic fibrosis? Nephrol Dial, 2006, 21(4):1104-1108.

[57] Kapsalaki EZ, Rountas CD, Fountas KN. The role of 3 Tesla MRA in the detection of intracranial aneurysms. Int J Vasc Med, 2012, 2012:792834. Epub 2012 Jan 16.

[58] Schaafsma JD, Velthuis BK, Majoie CB, et al. Intracranial aneurysms treated with coil placement: test characteristics of follow-up MR angiography--multicenter study. Radiology, 2010, 256:209-218.

[59] Wall A, Kugel H, Bachman R, et al. 3.0 T vs. 1.5 T MR angiography: in vitro comparison of intravascular stent artifacts. J Magn Reson Imaging, 2005, 22:772-779.

[60] Wang Y, Truong TN, Yen C, et al. Quantitative evaluation of susceptibility and shielding effects of nitinol, platinum, cobalt-alloy, and stainless steel stents. Magn Reson Med, 2003, 49:972-976.

[61] Takayama K, Taoka T, Nakagawa H, et al. Usefulness of contrast-enhanced magnetic resonance angiography for follow-up of coil embolization with the enterprise stent for cerebral aneurysms. J Comput Assist Tomogr, 2011, 35(5):568-572.

[62] Pierot L, Delcourt C, Bouquigny F, et al. Follow-up of intracranial aneurysms selectively treated with coils: prospective evaluation of contrast-enhanced MR angiography. AJNR Am J Neuroradiol, 2006, 27:744-749.

[63] Choi JW, Roh HG, Moon WJ, et al. Time-resolved 3D contrast-enhanced MRA on 3.0T: a non-invasive follow-up technique after stent-assisted coil embolization of the intracranial aneurysm. Korean J Radiol, 2011, 12(6):662-670. Epub 2011 Sep 27.

［64］ Cashen TA, Carr JC, Shin W, et al. Intracranial time-resolved contrast-enhanced MR angiography at 3T. AJNR Am J Neuroradiol, 2006,27:822-829.

［65］ Farb RI, Agid R, Willinsky RA, et al.. Cranial dural arteriovenous fistula: diagnosis and classification with time-resolved MR angiography at 3T. AJNR Am J Neuroradiol, 2009,30:1546-1551.

［66］ Hadizadeh DR, Kukuk GM, Steck DT, et al. Noninvasive evaluation of cerebral arteriovenous malformations by 4D-MRA for preoperative planning and postoperative follow-up in 56 patients: comparison with dsa and intraoperative findings. AJNR Am J Neuroradiol,2012 Feb 2.

［67］ Lim HK, Choi CG, Kim SM, et al. Detection of residual brain arteriovenous malformations after radiosurgery: diagnostic accuracy of contrast-enhanced four-dimensional MR angiography at 3.0 T. Br J Radiol, 2012 Jan 31.

［68］ Prabhakaran S, Warrior L, Wells KR, et al. The utility of quantitative magnetic resonance angiography in the assessment of intracranial in-stent stenosis. Stroke, 2009,40(3):991-993. Epub 2009 Jan 22.

［69］ Zhao M, Amin-Hanjani S, Ruland S, et al. Regional cerebral blood flow using quantitative MR angiography. AJNR Am J Neuroradiol, 2007, 28:1470-1473.

［70］ Amin-Hanjani S, Alaraj A, Calderon-Arnulphi M, et al. Detection of intracranial in-stent restenosis using quantitative magnetic resonance angiography. Stroke, 2010,41(11):2534-2538. Epub 2010 Oct 7.

［71］ Prabhakaran S, Wells KR, Jhaveri MD, et al. Hemodynamic changes following wingspan stent placement-a quantitative magnetic resonance angiography study. J Neuroimaging, 2011,21(2):e109-113. doi: 10.1111/j.1552-6569.2009.00425.x.

第 5 章

头痛与血管内操作

Raquel Gil-Gouveia，*Isabel Pavão Martins*

摘　要

引言:虽然许多原发性头痛是由颅内血管的结构和功能改变引起的,但对于直接刺激动、静脉血管壁引发疼痛的研究极少。颅内血管内介入手术可被视为研究此类疼痛的模型。另一方面,颅内血管腔内介入操作术中或术后发生的头痛可能提示发生了颅内并发症,也可能仅仅是血管内操作引发的反应。

目的:本章中,作者回顾分析了血管造影和血管腔内介入治疗相关头痛的资料,尝试对其发生机制和发生部位进行研究。作者还试图分析此类头痛的临床特征,明确预测血管腔内介入治疗相关头痛发生的临床征象。

方法:回顾英语、法语及葡萄牙语相关文献。检索关键词包括血管性头痛、头痛、偏头痛、血管造影、栓塞和血管腔内介入,原发性头痛被排除。

结果:头痛常发生(19% ~65%)在血管造影和血管腔内介入操作过程中,总是与特定的操作有关,这种头痛是尖锐、剧烈、短暂的,无伴随症状。它投射到头皮上手术涉及动脉供应的神经支配区。头痛(33% ~47%)还经常出现在血管造影后24 小时内,通常是自限性的、轻微和缺乏特征的。血管造影和血管内介入操作不会增加未来头痛复发的风险。

1. 引　言

脑血管造影是最早的颅内结构显像技术,自 Egas Moniz 于1927 年[1]首次完成以来一直是颅内病变的重要诊断方法。1932[2]年,在第一次脑血管造影用于诊断的不久之后,脑血管造影技术又被应用于颈内动脉海绵窦瘘的治疗。尽管在最近的三十年间其他脑组织显像技术有了长足的进步,能够在患者不接受电离辐射的情况下进行特殊的脑组织结构及功能研究,但现代血管造影技术仍是颅内血管病变诊断的金标准[3-5]。得益于技术的进步,血管造影技术在治疗方面的应用得到了极大拓展。时至今日,介入神经放射学在全球范围内已经成为常规的治疗手段。

头痛在某些情况下是血管造影或血管腔内治疗的适应证,另外,头痛也可能在血管造影或其他血管内操作的过程中或之后发生。这种疼痛可能是血管内操作本身造成的,是完全良性的,也有可能由基础病变造成的或是发生介入操作相关颅内并发症的警告症状。然而,目前还没有足够的信息能够帮助临床医生识别那些有危险的头痛症状,或是预测及预防良性头痛不适症状的发生。

更进一步说,在理论上,血管造影及血管内操作可以视为研究血管性头痛的实时模型,比如,由于血管内直接刺激引起的头痛。这种知识可以用于更好地理解血管病变引起的头痛及原发性头痛时的血管改变。

在开始部分我们将首先简要回顾颅内疼痛的解剖、神经化学机制以及头痛和颅内血管病变之间的临床关系。随后,为了明确与栓塞及血管造影相关的头痛的特点,我们将呈现一份检索关键词为血管性头痛、头痛、偏头痛、血管造影、栓塞及血管腔内介入的系统文献综述。

2. 颅内疼痛感受

尽管颅内组织在进化方面具有重要意义,但在颅内只有三种结构是痛觉敏感的——脑膜、血管和神经。

对颅内的主要动脉而言,神经束分布在动脉外膜周围组织中,被神经束膜包绕,包括有髓鞘的和无髓鞘的神经纤维。随着血管直径的增大,外膜周围的神经纤维数目也按比例增加。当动脉减小到小动脉的尺寸时,周围只有无髓鞘神经纤维伴行[6]。穿过软脑膜进入大脑的动脉周围包裹一层血管鞘,动脉外膜及大部分神经分布缺失[6]。因此,脑实质内的血管与脑实质外的血管主干如颈内动脉,大脑前、中、后动脉,基底动脉干,椎动脉(仅2/3的人为双侧神经分布)以及偶尔可见的小脑后下动脉及前上动脉的近端部分相比神经分布更为稀疏[7]。

硬膜组织中的神经纤维源于 Ruffini 样末端(作为机械刺激感受器)以及囊状和薄片末端(感受容量变化)。软脑膜神经末端包含化学感受器[8]。脑膜的血管有广泛的神经分布,包括同型的受体[8]。颅内脑膜的血管由大的硬膜动脉、骨膜层的硬膜静脉窦及邻近蛛网膜脑膜层的致密毛细血管网组成[8]。

颅内动脉和脑膜的疼痛感受神经投射由三叉神经的分支完成。三叉神经末端有丰富的传导痛觉的谷氨酸及降钙素原基因相关肽(CGRP)[9],还有传导动脉舒张的 P 物质(NP)及神经激肽 A(NKA)[10]。

颅内动脉的自主神经分布位于动脉外膜及中膜交界处[11]。交感神经在皮层血管更丰富,同时小一些的动脉及小动脉只有单根神经纤维分布。硬膜也包含儿茶酚胺能神经纤维,这种纤维在血管周围硬膜及基底节区也很丰富[12-14]。交感胺能神经纤维在硬膜窦的内皮下有广泛的分布,在大脑深静脉及表浅静脉中逐渐减少[15],该神经纤维具有使静脉收缩的能力。大部分交感神经纤维从颈上神经节[16]发出,包含神经肽 Y(NPY)及去甲肾上腺素,两者都是强力的血管收缩物质[10]。

副交感神经纤维由蝶颚骨、耳及颅底部小的局部神经节[16]发出,以胆碱能神经纤维及包含血管肠肽(VIP)神经纤维组成的稀疏网状结构供应动脉及硬脑膜[14],有潜在的血管扩张作用[10]。大脑静脉有包含 VIP 和 SP 的肽能神经元,可以调节静脉的管径[15],但在静脉系统中尚未证实存在胆碱能神经纤维。

脑室的感觉神经分布遵循躯体特定区的规律,脑室痛觉分为两个部分,脊髓及后颅窝硬膜神经纤维来自前三个颈后神经根(C2,C3),而硬膜的幕上部分,Willis 环的主要动脉和脑膜中动脉及软膜动脉由三叉神经分支,特别是第一支的分支支配[8,17,18]。不论神经通路如何,所有来自脑室的痛觉纤维都投射到同一个区域——脊髓三叉神经核的尾部(三叉神经核尾,TNC),TNC 从脑桥延伸到脊髓的第三颈段[17]。

硬膜的躯体特异区的神经分布提示,针对硬脑膜不同位置的机械刺激、电刺激及冷热刺激会产生局限于头部不同部位的疼痛[13,19]。但疼痛的模式并非固定,因为部分硬膜区域(比如血管周围硬膜)对刺激更加敏感,而且在不同区域间有很多的重叠[13]。另外,脑膜及面部传入神经汇聚在中央三叉神经元上时会产生易化效应及牵涉痛。

由颅内动脉及静脉刺激所产生的疼痛并不投射到固定的区域。对脑膜中动脉的刺激(钳夹或电刀热透)会间断在同侧太阳穴或耳上产生急性尖锐的疼痛[21]。颈内动脉的移位或受压会产生同侧眼部或太阳穴的疼痛[21]。对椎动脉及基底动脉的刺激会导致头后部及颈部的疼痛[22]。上矢状窦受到电刺激时会观察到多种不一样的疼痛,包括同侧头顶、前额、眼部或太阳穴的疼痛。目前还未发现证据表明皮层的动静脉及蛛网膜脉络丛是疼痛敏感结构[15]。

3. 临床贡献:颅内血管病变导致的自发头痛

尽管不同的研究结果之间存在差异,但多年来颅内血管扩张仍被认为是偏头痛发生的潜在机制[23]。时至今日,对于偏头痛发生的病理生理机制中颅内及颅外血管扩张所起到的作用仍存在争论[24,25]。

数种颅内血管疾病与头痛的发生密切相关,如大脑静脉血栓形成(89%)[26]、蛛网膜下腔出血(74%)[27]以及出血性卒中(30%～60%)[28]。在这些情况下,头痛可能并不是由血管本身损伤引起的,而更可能是由颅内压增高和(或)直接或间接的脑膜刺激引起的[28,29]。

另外,一些血管疾病也可以表现为头痛,但与上述机制无关。比如,78%的颈动脉夹层患者会在缺血性脑损伤发生的平均9天前出现同侧的前部头痛或面部痛[30]。69%的椎动脉夹层患者会在其他症状出现的平均3天前出现身体同侧或双侧的枕部或颈部疼痛。这些疼痛被认为是直接由血管损伤引起。血管内膜的撕裂引起管壁内的血肿,损伤了外膜周围的痛觉及交感神经纤维[29],从而导致疼痛。这种疼痛发生的位置与痛觉神经分布模式相关[8,17,18]。

颅内形态完整的动脉也能产生霹雳性头痛或者单独发生的严重急性头痛,可逆性大脑血管收缩综合征患者在其他症状出现1周前即可发生此类头痛[31,32]。这种疼痛可能是由大脑血管张力控制的暂时性紊乱造成的。这种紊乱可能是原发或继发的,会导致前后循环的大中动脉发生反复发作的、严重的、多灶性及节段性的血管痉挛,从而刺激了血管壁内的感觉神经纤维,引起疼痛[31]。

缺血性脑卒中,腔隙性脑梗死及 TIA 发作时产生的头痛在病因及病理生理机制上可能与上述头痛不同,在本章中将不作进一步叙述。

4. 头痛与血管造影及血管内操作

如前文所述,血管壁内存在丰富的神经结构,即便没有任何血管或脑实质损伤,血管造影及血管内操作过程中或之后患者也可能出现头痛。此外,这些造影或治疗操作为研究由颅内动脉管腔内刺激引发的头痛提供了很好的人体试验模型。我们通过回顾现存的由血管腔内操作引发的头痛的资料,试图找出这些血管内操作过程中或之后产生的良性头痛的特征。

我们以"血管性头痛"、"头痛与血管造影"、"头痛与血管腔内介入/操作"、"头痛与栓塞"、"偏头痛与血管造影"、"偏头痛与血管内操作/介入"及"偏头痛与栓塞"为关键词在 PUBMED 上进行检索,获得了超过 1000 篇文献,随后再将检索范围缩小至"临床试验或荟萃分析或实践指南或随机对照试验或综述"。我们也通过查阅搜索出的文章的参考文献获得了更多的相关文献。历史文献也被自动添加进来。我们回顾了以英语、法语及葡萄牙语发表的相关文献。最终的参考文献列表是以与这篇综述的目的的相关性为依据生成的。

尽管早在 1964 年就有关于脑血管造影导致头痛的报道[38]，但目前在关于脑血管造影并发症的荟萃分析或大规模前瞻性试验研究中，通常不将头痛作为并发症进行分析[35-37]。一项包含 19 826 例诊断性脑血管造影的回顾性研究显示，造影后 24h 内头痛的发生率为 0.8%。作为一项回顾性研究，这一数据很明显被低估了，因为在此类研究中通常只记录有临床意义的数据。7037 例与造影相关的头痛数据被忽略了[39]。针对血管造影及血管腔内操作过程中或之后头痛发生状况的专门研究非常少（表 5 - 1）。

表 5 - 1　头痛与血管内操作相关研究

作者，发表时间	研究描述	样本量	主要发现
Hauge，1954[41]	椎动脉造影过程中头痛及局部症状前瞻性研究	患者数 76 操作数 90	脊椎表征及对比剂（diotrast）注射大多会产生对侧的视觉症状可能是光斑 + 患侧额部头痛 + 面痛，流泪，耳鸣 + 恶心，呕 + 分散性头痛（之后的阶段）
Hauge，1986[42]	椎动脉造影过程中头痛及局部症状前瞻性研究	患者数 56 操作数 56	脊椎表征及对比剂（毒性较轻）注射会导致即刻患侧头颈部疼痛，面痛，流泪，鼻溢液 + 恶心和呕吐（10 ~ 15min） + 视觉光斑症状 + 延髓症状。1h 后 50% 患者有额部双侧头痛（持续 7 ~ 72h） + 恶心，呕吐，幻觉，感知觉障碍，失忆和延髓症状。
Shuaib，1988[43]	颅脑造影过程中或 24h 内的偏头痛患者的回顾性研究	患者数 142 操作数 149	3 例患者发生典型的偏头痛症状
Nichols，1990[44]	动静脉畸形栓塞疗法，伴颈内动脉和大脑中动脉球囊阻断的前瞻性研究	患者数 18 操作数 26	球囊扩张时 11/18 例局灶短暂的患侧头痛： – 刺激大脑中动脉中部时眼球后痛 – 刺激大脑中动脉远端时眼上部疼痛
Nichols，1993[46]	动静脉畸形栓塞疗法，伴椎动脉和基底动脉球囊阻断的前瞻性研究	患者数 1 操作数 1	球囊扩张时局灶短暂的患侧头痛： – 刺激近端椎动脉时，颈部和肩膀疼痛 – 刺激中部近端椎动脉时耳部，乳突部和颈部疼痛 + 刺激近端椎动脉时前额及面颊痛 – 刺激近端基底动脉时，颅顶部，枕部，及颈部疼痛
Martins，1993[45]	动静脉畸形及动脉瘤栓塞治疗中头痛的前瞻性研究	患者数 11 操作数 11 闭塞 Redicules 数 38	22/38 例出现突发的严重疼痛（7/22 例是极度疼痛），持续少于 10min（20/22 例）逐步消退。1/22 例有恶心，0/22 例有光斑，1/22 例有刺激动脉同侧的短暂局灶缺血，疼痛位置与刺激动脉无关，但总是在三叉神经分布区
Munari，1994[47]	腔内动脉成形术治疗颈动脉狭窄综述	患者数 42 操作数 42	球囊扩张时 27/42 例患侧尖锐中度（16/27）颈部疼痛，持续数秒至数分钟（7/27）最多至 3h（3/27），疼痛放射的模式与颈内动脉刺激有关，疼痛发生与危险因素有关

（待续）

表 5 - 1　（续）

作者，发表时间	研究描述	样本量	主要发现
Ramadan, 1995[52]	造影后头痛的前瞻性研究	患者数 45 操作数 45	15/45 例造影后 2h 发生头痛,9/15 例为单侧,6/15 例为搏动性,无其他症状。15 例中有 8 例,而在未发生头痛的 30 例中有 7 例术前即存在头痛。无到其他危险因素
Bcckmanm 2001[53]	3 例常规动静脉畸形血管造影及栓塞后发生的偏头痛	患者数 3 操作数 3	患者 1:首次发作的偏头痛半右侧半野光斑,左侧偏头痛样头痛,在左侧枕部及上颌动脉栓塞(为治疗动静脉畸形)后 1h 发生,持续 <24h 患者 2:常规血管造影(左侧颈内动脉瘤栓塞后)后数小时发生的,视觉敏感的,偏瘫型光斑持续 2h 并伴有 <24h 的典型偏头痛样头痛 患者 3:左侧枕部动静脉畸形胶栓塞 2h 后出现右侧偏盲(遗留有象限盲)及持续 1 周的严重的偏头痛样头痛
Gil-Gouveia, 2007[40]	血管造影及血管内操作中头痛的标准化前瞻性观察研究	患者数 107 操作数 122 评价性操作数 68	13/68 例出现针刺样(5/13)或压力样(4/13)轻到中度(6/13)单侧(8/13)持续时间较短的疼痛(2 ~ 30s),总是由一个特定的同侧的操作步骤引起(除 1 例外所有病例):对比剂注射(9/13)或氰基丙烯酸盐黏合剂(2/13)或充气囊(2/13)。女性和既往频繁头痛史是危险因素
Gil-Gouveia, 2008[50]	血管造影及血管内操作中头痛的标准化前瞻性观察研究	患者数 107 操作数 122	35% 有轻度双侧针刺样头痛发生,在血管造影后任意时间内发生;危险因素:女性 49% 在操作 6 个月后出现复发性头痛;危险因素:既往头痛史
Takigawa, 2011[51]	裸支架及生物活性支架动脉瘤栓塞术后头痛及发热对比的回顾性数据综述	患者数 88 操作数 92	47% 在栓塞后出现轻度头痛,生物活性支架发生率较裸支架高(66% 比 25%)头痛持续时间更长(3.4 天比 2.3 天)

　　血管腔内操作过程中出现的头痛——绝大多数现有数据都是关于血管腔内操作过程中出现的头痛[40-47],这种疼痛总是与某个特定的血管腔内操作动作有关,多数为中到重度的锐痛,发生在受刺激血管的躯体同侧,持续数秒至数分钟。这种疼痛是独立的,没有其他的伴随症状。这种疼痛发生的频率变化很大,在不同研究中报道的发生率为 19%[40] ~ 64%[47],这种发生率的差异可能与有些研究的样本量较小有关。特定的疼痛部位与刺激的部位有关[40-42,44-47],与已知的血管痛觉神经纤维分布相对应[17,18],很可能代表了一种牵涉痛的模式。

　　这种短时的锐痛在临床上与霹雳样头痛类似,后者通常在血管破裂造成蛛网膜下腔出血或是可逆性血管痉挛综合征患者发生血管痉挛时出现。血管内操作引起的头痛的发生和疼痛部位高度提示其与血管内操作有因果关系。引起局部血管壁高压力的操作(球囊扩张[40,44-47],注射对比剂[40-42]或胶[40])以及局部机械性扩张所造成的刺激常常会引起此类疼痛,尽管在上述操作过程中血管造影常无法显示相应血管管径的变化[47]。研究发现,颈动脉疼痛与血管成形术中造成血管牵拉、内膜撕裂有关,常与血管的扩张程度相对应。尽管很有吸引力,但对血管的机械刺激导致头痛的解释可能并不正确。对比剂自身对血管内皮的化学作用[41,42,48]以及对比剂注射时造成的局部管腔内压力增高对头痛的发生也起到一定的作用。疼痛与对比剂的用量而不是浓度有关可能支持机械扩张理论[40]。

目前仅有两项研究关注于血管内操作过程中发生头痛的风险因素[40,47]。与诊断性血管造影相比,栓塞更容易导致头痛[40];颈动脉成形术中出现心动过缓也是头痛发生的风险因素(进一步提示机械刺激在头痛发生中的作用)[47];女性、有反复头痛病史[40]及心梗病史[47]的患者发生血管内操作过程中头痛的可能性也较大,提示宿主及血管的耐受性也对疼痛的发生有影响。此类头痛绝大部分是良性的,持续时间很短,可自行缓解,不伴有神经系统的症状和体征。

在颈动脉成形术中发生的头痛并不增加术后发生脑缺血的风险[47]。在颅内血管造影及血管内操作过程中发生的头痛也不会增加操作过程中、术后早期(<24h)或晚期(~6个月)神经系统并发症的发生率[49]。

血管腔内操作后出现的头痛——关于血管内操作后发生头痛的资料更加稀少。临床上很难明确这些头痛的病因,因为在操作过程中患者都是被镇静的,并且许多接受血管内操作及血管造影的患者都有临床上表现为头痛的基础疾病,比如蛛网膜下腔出血,当然这也是血管造影术后即刻出现头痛的风险因素之一[50]。

血管造影术后早期(<24h)头痛可能是一些血管造影及血管内操作相关并发症研究中唯一被列入考虑的头痛[35-37,39]。共有三项研究分析血管造影术后或血管内操作术后的早期(<24h)头痛,其中两项研究报告了术后延迟数小时发生的头痛,均为轻至中度的自限性孤立头痛,没有固定的特征[50-52]。这种头痛发作在以前的文献中曾经描述过[43,53],据推测可能是由操作本身的扳机效应引起的,紧张性刺激或是血管内的化学和炎症反应可能是其发生机制[50-52]。

一项研究结果显示,女性是脑血管造影后发生早期头痛的风险因素[50],既往有头痛病史则是另一个风险因素[52],提示患者基础的疼痛敏感性在疼痛发生过程中也发挥着一定的作用。生物活性弹簧圈的使用也可能与术后头痛的发生有关[51],这可能与使用后增加了动脉瘤内的炎症反应有关。

这种血管造影后发生的头痛常有轻度、非特异性和非进展性的特点,与预示发生术后颅内并发症的急性进展性头痛易于区分。由于这种轻度头痛的发生率较高—33%~46.6%[50-52],所以它应该被视为一种脑血管造影后可能出现的常见情况,在必要的情况下应给予对症治疗。

有数个案例报道描述了血管造影后出现的有先兆的偏头痛[53-55],其中5例描述了症状出现时的血管管径变化。一种可能的情况是动脉刺激导致了这些患者皮质传播的抑制,当然局部的神经症状也有可能是由血管痉挛造成的局部的血流变化引起的。早期研究中报道的暂时性局部症状后来被认为与对比剂的毒性有关[42],近期的研究表明这些情况并不全是可逆的[53],提示这些症状的发生事实上可能是由缺血性损害引起。目前还没有系统观察性研究能够明确血管造影与之后有预兆的偏头痛之间的关联,提示了它们之间并无明确的相关关系。

有一些患者在接受血管造影和血管内操作后发生复发性头痛。一项设计用于评估此类头痛(在6个月时)的研究报道这种头痛的发生率几乎达到50%。尽管现已确认血管造影后出现复发性头痛的唯一风险因素是既往的偏头痛病史[50],但仍有1/5的患者认为他们的头痛与血管内操作过程有关。事实上,这些迟发的复发性头痛通常是发作频繁(平均20次/月)的短时自限性(3h左右)头痛,表现为轻度的单侧非搏动性头痛,伴有畏声和畏光,但很少伴有恶心,为典型偏头痛(或张力性头痛)发作的表现,与既往的头痛诊断一致。因此,尽管有些研究认为两者相关,但血管造影并不能缓解或加重既往的头痛症状。

迟发的复发性头痛可能与血管内操作本身没有因果关系。患者认为这两者有暂时的关联可能是由于回忆偏倚，或是在接受诊断性血管造影及介入治疗后对于神经症状更加关注引起的[50]。如果要把此类头痛称作症状性头痛，这是需要考虑的重要问题。

5. 结　论

国际头痛分类[57]包括颈动脉成形术引起的头痛（ICDH-Ⅱ编码 6.5.3）、颅内血管内操作引起的头痛（ICDH-Ⅱ编码 6.5.4）以及血管造影引起的头痛（ICDH-Ⅱ编码 6.5.5）等，但对这些头痛的诊断标准太过泛泛，描述也已经过时，尽管如此，本篇综述显示了对大样本进行系统观察性研究的难度。由于存在太多的不可控因素，研究者难以得出确切的结论。正如一开始所举的例子一样，由于可行性及伦理的原因，这些研究无法在健康志愿者身上进行，所以研究中就存在着一个非常重要的混杂因素，即患者已经存在的血管病变（高度怀疑的）—— 许多血管病变都可能并发头痛，而血管内操作使患者对于疼痛的敏感性增高。操作本身包含的不可控变量对研究结果也有很重要的影响 —— 包括研究中使用的不同类型的对比剂、栓塞材料、组织胶、弹簧栓子和球囊[40-42,44-47,50-52]，更不用说每位操作者用量的不同、使血管扩张和收缩的程度不同、操作过程中血压的变化、麻醉及镇痛的方法不同，手术操作过程中的压力不同等等。不过尽管患者既往是否有过头痛是由病史中得出的，而病史采集容易受到药物及其他疾病治疗方法的干扰，此类患者的个体特征还是较容易进行系统化研究的。

尽管如此，对现有信息进行的系统化研究提示，在得出某些结论前必须考虑以上提到的一些限制条件。血管造影及血管内操作过程中发生的头痛与血管破裂或血管痉挛引起的头痛十分相似[27,28,31]，均为突然发作，持续时间短，疼痛的位置反映了痛觉动脉神经纤维的解剖分布[18,19]。血管内操作引起的头痛较为常见（19% ~64%[40,47]），总是由某个或者增加了动脉内的压力，或者使血管壁与某些特殊物质接触（对比剂，组织胶，支架，球囊[40,44-47]）的特殊动作引起。在注射生理盐水时，头痛不会发生。产生疼痛最可能的原因是血管扩张，因为头痛是在栓塞过程中或是注射大量对比剂[40]时发生的。在颈动脉成形术[47]中，患者在发生头痛的同时常伴发心动过缓。非操作相关的头痛风险因素包括女性、既往反复发作的头痛病史[40]以及既往的心梗病史[47]，提示了患者自身及血管敏感性因素在头痛发生过程中的作用。这些风险因素并不增加术后即刻或迟发复发性头痛的发生率，也不会增加血管造影后早期及迟发并发症的发生[47,49]。

在血管造影及血管内操作后首个 24 小时内头痛的发生率也很高（33% ~46.6%）[50-52]，多于操作后几小时出现。头痛多为无特征性的轻度头痛，女性[50]、既往有头痛病史[51]的患者以及栓塞过程中使用生物活性弹簧圈[51]被认为是头痛发生的危险因素。这可能是敏感个体血管内局部炎症以及化学或机械变化导致的延迟反应[50-52]。这种头痛的发生既不增加迟发复发性头痛[50]的风险，也不增加血管造影的早期或迟发并发症[47,49]。

血管造影及血管内操作不增加操作后 6 个月的复发性头痛的发生率，尽管 20% 的患者将他们的症状和血管内操作本身或是需要进行血管内治疗的疾病联系在一起。血管造影及血管内操作后的晚期复发性头痛和既往的偏头痛或紧张性头痛有关。尽管既往有报道支持，但偏头痛似乎并不是血管造影过程中或是之后发生神经系统并发症的风险因素。

（王健 译　金龙 校）

参考文献

［1］ Moniz E. Encéphalographie artérielle: son importance dans le diagnostic des tumours cérébrales. Revue Neurologique, 1927,1:48-72.

［2］ Pool JL. The development of modern intracranial aneurysm surgery. Neurosurgery, 1977,1:233-237.

［3］ Thaker NG, Turner JD, Cobb WS, et al. Computed tomographic angiography versus digital subtraction angiography for the postoperative detection of residual aneurysms: a single-institution series and meta-analysis. J. Neurointerv. Surg. , 2011.

［4］ Mossa-Basha M, Chen J, Gandhi D. Imaging of cerebral arteriovenous malformations and dural arteriovenous fistulas. Neurosurg. Clin. N. Am. , 2012,23:27-42.

［5］ Feldmann E, Wilterdink JL, Kosinski A, et al. The Stroke Outcomes and Neuroimaging of Intracranial Atherosclerosis (SONIA) trial. Neurology, 2007,68:2099-2106.

［6］ Dahl E. The innervation of the cerebral arteries. J. Anat. , 1973,115:53-63.

［7］ Fang H, Birmingham A. Cerebral arterial innervations in man. Archives of Neurology, 1961,4:651-656.

［8］ Fricke B, Andres KH, Von During M. Nerve fibers innervating the cranial and spinal meninges: morphology of nerve fiber terminals and their structural integration. Microsc. Res. Tech. , 2001,53:96-105.

［9］ Storer RJ, Akerman S, Goadsby PJ. Calcitonin gene-related peptide (CGRP) modulates nociceptive trigeminovascular transmission in the cat. Br. J. Pharmacol. , 2004,142:1171-1181.

［10］ Edvinsson L, Jansen I, Cunha e Sa M, et al. Demonstration of neuropeptide containing nerves and vasomotor responses to perivascular peptides in human cerebral arteries. Cephalalgia, 1994,14:88-96.

［11］ Edvinsson L, Goadsby PJ. Neuropeptides in the cerebral circulation: relevance to headache. Cephalalgia, 1995,15: 272-276.

［12］ Cavallotti D, Artico M, De Santis S, et al. Catecholaminergic innervation of the human dura mater involved in headache. Headache, 1998,38:352-355.

［13］ Kemp WJ, 3rd, Tubbs RS, Cohen-Gadol AA. The Innervation of the Cranial Dura Mater: Neurosurgical Case Correlates and a Review of the Literature. World Neurosurg. , 2011.

［14］ Artico M, Cavallotti C. Catecholaminergic and acetylcholine esterase containing nerves of cranial and spinal dura mater in humans and rodents. Microsc. Res. Tech. , 2001,53:212-220.

［15］ Nakakita K, Imai H, Kamei I, et al. Innervation of the cerebral veins as compared with the cerebral arteries: a histochemical and electron microscopic study. J. Cereb. Blood Flow Metab. , 1983,3:127-132.

［16］ Uddman R, Edvinsson L. Neuropeptides in the cerebral circulation. Cerebrovasc. Brain Metab. Rev. , 1989,1:230-252.

［17］ FitzGerald M, Folan-Curran J. Clinical Neuroanatomy and related neuroscience, Fourth ed. Edinburgh: W. B. Saunders, 2002.

［18］ May A, Goadsby PJ. The trigeminovascular system in humans: pathophysiologic implications for primary headache syndromes of the neural influences on the cerebral circulation. J. Cereb. Blood Flow Metab. , 1999,19:115-127.

［19］ Feindel W, Penfield W, McNaughton F. The tentorial nerves and localization of intracranial pain in man. Neurology, 1960,10:555-563.

［20］ Ellrich J, Andersen OK, Messlinger K, et al. Convergence of meningeal and facial afferents onto trigeminal brainstem neurons: an electrophysiological study in rat and man. Pain, 1999,82:229-237.

［21］ Northfield D. Some observations on headache. Brain, 1938,61:133-162.

［22］ Fay T. Atypical facial neuralgia, a syndrome of vascular pain. Ann. Otol. , 1932,41:1030-1062.

［23］ Ferrari MD, Saxena PR. Clinical and experimental effects of sumatriptan in humans. Trends Pharmacol. Sci. ,

1993,14:129-133.

[24] Shevel E. The extracranial vascular theory of migraine--a great story confirmed by the facts. Headache, 2011,51: 409-417.

[25] Levy D, Burstein R. The vascular theory of migraine: leave it or love it? Ann. Neurol. , 2011,69:600-601.

[26] Ferro JM, Canhao P, Stam J, et al. Prognosis of cerebral vein and dural sinus thrombosis: results of the International Study on Cerebral Vein and Dural Sinus Thrombosis (ISCVT). Stroke, 2004,35:664-670.

[27] Fontanarosa PB. Recognition of subarachnoid hemorrhage. Ann. Emerg. Med. , 1989,18:1199-1205.

[28] Massaro AR, Sacco RL, Mohr JP, et al. Clinical discriminators of lobar and deep hemorrhages: the Stroke Data Bank. Neurology, 1991,41:1881-1885.

[29] Rothrock JF. Headaches due to vascular disorders. Neurol. Clin. , 2004,22:21-37, v.

[30] Silbert PL, Mokri B, Schievink WI. Headache and neck pain in spontaneous internal carotid and vertebral artery dissections. Neurology, 1995,45:1517-1522.

[31] Ducros A, Boukobza M, Porcher R, et al. The clinical and radiological spectrum of reversible cerebral vasoconstriction syndrome. A prospective series of 67 patients. Brain, 2007,130:3091-3101.

[32] Sattar A, Manousakis G, Jensen MB. Systematic review of reversible cerebral vasoconstriction syndrome. Expert Rev. Cardiovasc. Ther. , 2011,8:1417-1421.

[33] Edmeads J. The headache of ischemic cerebrovascular disease. Headache, 1979,19:345-349.

[34] Ferro JM, Melo TP, Oliveira V, et al. A multivariate study of headache associated with ischemic stroke. Headache, 1995,35:315-319.

[35] Willinsky RA, Taylor SM, TerBrugge K, et al. Neurologic complications of cerebral angiography: prospective analysis of 2,899 procedures and review of the literature. Radiology, 2003,227:522-528.

[36] Dawkins AA, Evans AL, Wattam J, et al. Complications of cerebral angiography: a prospective analysis of 2,924 consecutive procedures. Neuroradiology, 2007,49:753-759.

[37] Cloft HJ, Joseph GJ, Dion JE. Risk of cerebral angiography in patients with subarachnoid hemorrhage, cerebral aneurysm, and arteriovenous malformation: a meta-analysis. Stroke, 1999,30:317-320.

[38] Patterson RH, Jr. , Goodell H, Dunning HS. Complications of Carotid Arteriography. Arch. Neurol. , 1964,10: 513-520.

[39] Kaufmann TJ, Huston J, 3rd, Mandrekar JN, et al. Complications of diagnostic cerebral angiography: evaluation of 19,826 consecutive patients. Radiology, 2007,243:812-819.

[40] Gil-Gouveia R, Fernandes Sousa R, Lopes L, et al. Headaches during angiography and endovascular procedures. J. Neurol. , 2007,254:591-596.

[41] Hauge T. Catheter vertebral angiography. Acta. Radiol. Suppl. , 1954,109:1-219.

[42] Hauge T. Vertebral artery angiography and migraine-like symptoms: Hauge's studies reconsidered. Cephalalgia, 1986,6:197-203.

[43] Shuaib A, Hachinski VC. Migraine and the risks from angiography. Arch. Neurol. , 1988,45:911-912.

[44] Nichols FT, 3rd, Mawad M, Mohr JP, et al. Focal headache during balloon inflation in the internal carotid and middle cerebral arteries. Stroke,1990,21:555-559.

[45] Martins IP, Baeta E, Paiva T, et al. Headaches during intracranial endovascular procedures: a possible model of vascular headache. Headache,1993,33:227-233.

[46] Nichols FT, 3rd, Mawad M, Mohr JP, et al. Focal headache during balloon inflation in the vertebral and basilar arteries. Headache, 1993,33:87-89.

[47] Munari LM, Belloni G, Moschini L, et al. Carotid pain during percutaneous angioplasty (PTA). Pathophysiology and clinical features. Cephalalgia, 1994,14:127-131.

[48] Broman T, Olsson O. Experimental study of contrast media for cerebral angiography with reference to possible injurious effects on the cerebral blood vessels. Acta. Radiol. , 1949,31:321-334.

[49] Gil-Gouveia R, Martins IP. Headache and Angiography Study (data not published). In 2007-2008.

[50] Gil-Gouveia RS, Sousa RF, Lopes L, et al. Post-angiography headaches. J. Headache Pain. , 2008,9:327-330.

[51] Takigawa T, Matsumaru Y, Nakai Y, et al. Bioactive Coils Cause Headache and Fever After Endovascular Treatment of Intracranial Aneurysms. Headache, 2011.

[52] Ramadan NM, Gilkey SJ, Mitchell M, et al. Postangiography headache. Headache, 1995,35:21-24.

[53] Beekman R, Nijssen PC, van Rooij WJ, et al. Migraine with aura after intracranial endovascular procedures. Headache, 2001,41:410-413.

[54] Olsen TS, Johansen AM, Skriver E, et al. [Migraine with aura (classical migraine) in patients examined for cerebrovascular disease]. Ugeskr. Laeger. , 1990,152:1513-1515.

[55] Kremer S, Grand S, Dananchet Y, et al. MRI during postangiography headache. Neurology, 2002,58:1425.

[56] Choxi AA, Durrani AK, Mericle RA. Both surgical clipping and endovascular embolization of unruptured intracranial aneurysms are associated with long-term improvement in self-reported quantitative headache scores. Neurosurgery, 2011,69:128-133, discussion 133-124.

[57] The International Classification of Headache Disorders: 2nd edition. Cephalalgia, 2004,24 Suppl 1:9-160.

第 6 章

冠状动脉手术的新视角：复合冠状动脉血运重建术和常规术中血管造影术

Marzia Leacche, *Annemarie Thompson*,
David X. Zhao, *Bernhard J. Riedel*, *John G. Byrne*

摘　要

　　应用冠状动脉搭桥术(CABG)与经皮冠状动脉介入治疗(PCI)相结合的杂交冠状动脉血运重建术治疗冠状动脉疾病。通常采用小切口开胸术或胸腔镜技术行左侧内乳动脉(LIMA)和左前降支(LAD)搭桥，PCI 支架植入则用于开通非 LAD 病变。这种杂交手术方法结合了冠状动脉搭桥和冠状动脉支架植入术的优势，换句话说，就是左侧内乳动脉—冠状动脉搭桥和非 LAD 血管支架置入术在治疗后通畅率方面的优势。对于非 LAD 血管病变，大隐静脉血管桥(SVG)术后 1 年的失功率平均高达 20%。相比之下，非 LAD 病变药物洗脱支架(DES)置入后 1 年的再狭窄率平均只有 9%。这一数据对上述杂交手术方法提供了有力的支持。

　　冠状动脉杂交手术可以分阶段进行：譬如先行 PCI 后行 CABG 或先行 CABG 后行 PCI。不过，目前冠状动脉杂交血运重建术越来越多是在专用的杂交手术室一站式完成。这种杂交手术室同时具有独立的外科手术室或导管室的功能。

　　在杂交手术室可以完成冠状动脉搭桥术后的常规血管造影。这有利于早期发现桥血管功能异常，及时同期手术纠正技术错误，提高桥血管的通畅率。在对非 LAD 血管行搭桥术时，这一点尤其重要。本章阐述了应用杂交手术这一冠状动脉手术新技术的优势和理由。

1. 引　言

　　目前冠状动脉疾病的治疗方法主要包括内科药物治疗、经皮冠状动脉介入治疗(PCI)和冠状动脉搭桥手术(CABG)。

　　BARI、ARTS 和 SoS 等几个临床试验对比了多发冠状动脉病变接受 CABG 手术与 PCI 术后的疗效，均显示糖尿病患者接受 CABG 后可以获得生存获益[1-4]。然而，对非糖尿病患者群而言，两种治疗孰优孰劣尚存争议。ARTS 试验[4]的结果显示接受 CABG 和 PCI 的患者 5 年生存率相似，而 SoS 试验[1]则报道 CABG 术后患者的 5 年生存率优于 PCI。ARTS 试验的重要发现是 PCI 组需要接受再次血运重建术的患者比例高于 CABG 组(30.3% 对 8.8%)。

　　药物洗脱支架(DES)植入后的再狭窄率低于金属裸支架(BMS)。事实上,DES 植入后 12～18 个月的再狭窄率(SIRIUS 试验中西罗莫司支架的再狭窄率为 8.6%,TAXUS 1 和 ASPECT 试验中紫杉醇支架的再狭窄率为 11%)[5-10]低于大隐静脉桥血管的闭塞率(SVG;平均 20%,范围 1.6%～30%)[11-13]。因此,与静脉桥相比,DES 在远期通畅率方面可能更具优势。

　　复合冠状动脉血运重建术是将 PCI(将 DES 用于非左前降支病变)与 CABG 手术(左侧内乳动脉与左前降支搭桥)相结合。左侧内乳动脉与左前降支搭桥可以选用以下三种方法之一:标准的胸骨劈开术、微创直接冠状动脉搭桥术(MIDCAB;前侧最小开胸手术)或完全内镜冠状动脉搭桥(TECAB)。在 TECAB 方法中,应用机器人系统从胸部开口完成左侧内乳动脉与左前降支搭桥,然后应用 PCI 技术完成剩余的左、右冠状动脉病变的治疗(图 6-1)。

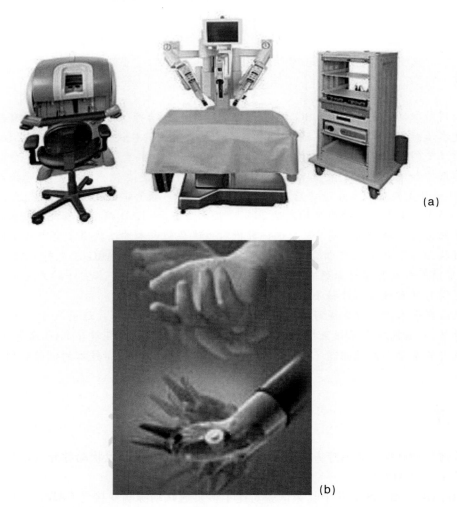

(a)

(b)

图 6-1　(a)达芬奇手术 S 系统,包括外科医生操作台、机器人及其他组成部分(© 2008 Intuitive Surgical,Inc);(b)EndoWrist® 和外科医生手(© 2008 Intuitive Surgical,Inc.)。

复合手术可以间隔数天或数周分步进行，不过目前越来越多的冠状动脉复合手术是在专门的复合手术室中一站完成。这样的复合手术室同时整合了导管室和手术室的设备和功能，使一站式复合血运重建手术成为可能。此外，在复合手术室内还可以完成对桥血管情况的术中评估。

术中及时评价桥血管功能的重要性在于：早期搭桥失败很大程度上与手术中的技术性失误有关，如果能尽早发现这些问题，则有可能在术中及时加以纠正。尽管在瓣膜手术、PCI 手术和先天性房室缺损修复术后的影像学检查已成为临床常规，但 CABG 术后还没有推行常规的影像学检查。复合手术室的出现将有可能使心脏疾病术后常规影像学检查的适用范围扩展至 CABG 手术。

2. CABG 术中成像技术

CABG 术中的血运重建是一个关乎生命的过程，术后患者能否长期获益有赖于桥血管的通畅性。在最近的一项多中心随机研究（入组 3 041 例患者）中，一支或多支 SVG 闭塞的患者达到联合研究终点（包括死亡和新发的心肌梗死）的概率为 13.9%（SVG 通畅的患者达到该研究终点的仅有 0.9%）[12]。由于早期桥血管失功的主要原因是手术当中的技术失误，目前一些方法正被尝试用于在手术室评估桥血管的完整性。既往 CABG 术中评估桥血管的通畅性主要是依据一些间接征象，包括桥血管的搏动、患者血流动力学的稳定性、心电图的变化以及超声心动图上的新的局限性心肌壁运动异常。这些方法的可靠性并不令人满意，血流动力学不稳定或心电图变化有时甚至在桥血管完全闭塞时也不能表现出来[13]。引起这种隐性缺血的因素包括：冠状动脉的位置、冠状动脉疾病本身的严重程度、冠状动脉供应心肌的范围以及是否存在侧支血流等。我们在复合手术室内对 796 例搭桥术后的患者进行了血管造影检查，其中 97 例（12%）桥血管被证实存在手术缺陷，但其中只有少数患者出现血流动力学不稳定和（或）心电图异常。而其他绝大多数病例尽管造影显示存在严重的桥血管手术缺陷，血流动力学及心电图检查却未见阳性结果（参考 JACC 的文章）。目前评估术中桥血管通畅性最常用的方法是通过时间流量测量（TTFM），这是一种多普勒定量血流测量技术，可以测量桥血管的血流。

TTFM 的优势在于可以在没有影像检查设备的任何手术室进行。在 D'Ancona 等[14]进行的一项大宗病例研究中，应用 TTFM 评估桥血管通畅率后有 3.2% 的患者需要接受二次修复手术，这一比例远低于 SVG 术后 1 年的手术失败率（20%）[13]。与 TTFM 相比，冠状动脉造影可以发现更多桥血管闭塞的情况。

TTFM 的局限性包括：无法确定狭窄的程度，无法区分桥血管及冠状小动脉血管床对血流的影响，正常血流数据中的变化［与以下几个因素有关：系统性动脉压、心输出量、周围血管阻力，使用的桥血管的类型（静脉桥或动脉桥），剩余前向冠状动脉血流，远端冠状动脉血管床阻力，竞争性自身冠状动脉血流和红细胞压积］。

术中荧光成像技术（IFI；Novadaq Technologies Inc.，多伦多，加拿大）最近开始被用于桥血管通畅性的术中评估。应用这种技术，Taggart 等[17]发现 213 例搭桥的失败率为 1.9%。

与 TTFM 相比，IFI 在显示 50% 或更重的桥血管狭窄时具有更好的敏感性和特异性[18]。然而，IFI 只是一种半定量技术，无法准确评估桥血管吻合的情况。此外，绿色染料的运输与以下几个因素相关：血管直径、自身冠状动脉血管床阻力、竞争性自身冠状动脉血流、系统性动脉压和红细胞压积，因此其测量的正常值也可以有很大的变化。

基于上述原因，冠状动脉血管造影仍然是评估桥血管通畅性的金标准。迄今为止，进行冠状动脉搭桥手术后血管造影的主要限制因素是需要专门设计的复合手术室,以及需要心脏内科和心脏外科医生之间加强合作。

复合手术室

复合手术室需要比标准导管室或普通手术室更大的空间,建造费用也更加昂贵(图6-2是范德比尔特大学医学中心的一个复合手术室——美国首批复合手术室之一)。当然,这种多功能手术室既可以作为一个功能齐备的导管室使用,也可作为血管内操作手术室、电生理学手术室或者是作为一个设备齐全的手术室使用,从而确保资源的合理化利用。复合手术室的一个额外优势是介入团队和手术室团队之间可以实时协作,通过团队协作促进心脏外科医生和心脏内科医生之间的高水平互信。

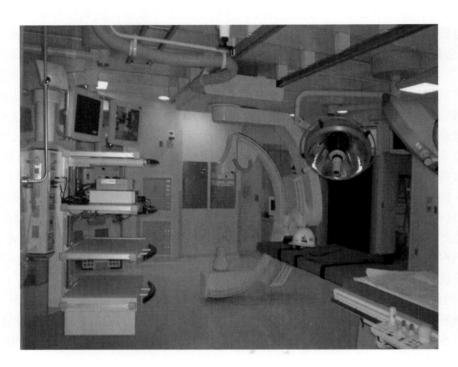

图6-2　范德比尔特复合手术室。

以下简要介绍我们使用复合手术室的经验(在范德比尔特大学医学中心的复合手术室,366例患者在搭桥术后关闭胸腔之前完成了796个桥血管的影像检查)[71]。在CABG术中行肝素化之前,使用Seldinger技术在股动脉置入动脉鞘。非体外循环(OPCAB,MIDCAB)和体外循环的CABG术中给予一定剂量的肝素(用量分别为150 IU/kg或300 IU/kg体重)以调整达到一个适当的活化凝血时间(ACT分别达到 > 250秒或 > 400秒)。完成搭桥手术后(体外循环手术体外循环后)给予鱼精蛋白完全中和肝素的作用。先在胸骨切口上覆盖三层敷料(两个毛巾和一个大手术单),再将探测器移动至胸部,探测器本身在移动至达患者投照野之前也需要进行双层覆盖(图6-3)。血管造影由介入心脏病学医生完成。如果造影证实桥血管状况令人满意,则关闭胸部切口,拔除股动脉鞘,利用血管闭合装置或手压止血,患者随后被转移到重症监护室接受术后治疗。术中血管造影的相对禁忌证包括：在主动脉弓和降胸主动脉处存在较大的斑块负荷（4~5级粥样硬化斑块突入到主动脉腔>5mm，或者经食管超声检查发现包含可移动部分的任何大小的斑块）以及存在肾功能不全（我们的参考值是肌酐≥2mg/dL）。

　　我们的研究结果显示造影后患者急性肾衰竭的发生率（定义为血清肌酐值较术前升高2倍）为4%，需要接受术后透析的比例为1%。这一数值与CABG术后急性肾功能衰竭的发生率一致[19]。

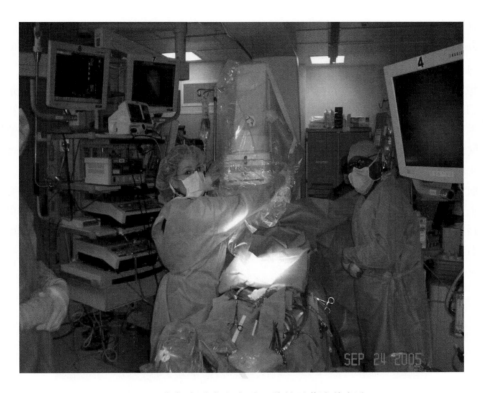

图6-3　在复合手术室中对C臂的无菌遮盖方法。

3. 复合手术过程

　　LIMA与LAD之间桥血管的10年通畅率估计为95%~98%[20,21]。LIMA桥血管如此高的通畅率意味着患者有良好的预后，搭桥术后患者死亡、心肌梗死、复发心绞痛和需要再次行血运重建手术的风险均降低[22,23]。相反，LAD病变行PCI术后的再狭窄率估计为19%~44%[24,25]。目前对比LIMA到LAD心脏搭桥与LAD近端病变PCI治疗的研究中绝大多数应用的是金属裸支架[26,27]。

　　包含六组对比PCI和MIDCAB（LIMA到LAD）的随机试验的荟萃分析[28]结果显示：PCI组患者达到联合终点（死亡、心肌梗死和目标血管再次行血运重建）的概率明显高于外科手术组（RR=2.27；95%置信区间1.32,3.90；P=0.003）。然而，六项研究中只有一项在PCI术中使用DES，因此其结果可能无法代表当前PCI术后支架的通畅情况。最近的研究又给出了相互矛盾的结果：一些研究显示随访 6 ~ 12 个月,搭桥组和 PCI 组发生主要心血管不良事件或需要再次行血运重建术的情况没有差异[29,30],而其他研究则得出冠状动脉搭桥手术预后优于 PCI 的结论[31,32]。

这些研究之间结果的差异与需要治疗病变的类型、是否存在多血管疾病以及应用 DES 还是 BMS 等情况有关。对 TAXUS Ⅳ[33] 和 SIRIUS[34] 试验的亚组分析结果显示,应用 DES 的患者比应用对 BMS 的患者术后需要血运重建(TLR)的比例更低(TAXUS Ⅳ 中,5.8% 比 16.7%,$P < 0.001$; SIRIUS 中,6.0% 比 23%,$P < 0.001$)。TAXUS Ⅳ 和 SIRIUS 研究中,患者术后随访 1 年的主要心血管不良事件发生率分别是 13.5% 和 9.8%。

冠状动脉搭桥桥血管第二选材是 SVG。尽管外科手术技术已经有了很大进步,但目前应用 SVG 的冠状动脉搭桥失败率偏高。事实上,PREVENT Ⅳ 试验报告随访 1 年 SVG 的失败率为 30%[12]。

这意想不到的高失败率尚无法解释,手术过程中的技术失误是可能导致 SVG 搭桥失败的原因。当然,其他因素如桥血管的质量差和远端目标血管情况较差也是可能导致搭桥失败的原因。

在手术室评估静脉移植桥血管的通畅情况通常依赖于视觉检查。在 439 例静脉移植桥血管成像中[71],我们发现有很高比例的冠状动脉与 SVG 不匹配(静脉桥血管的尺寸远远大于冠状动脉血管,图 6 - 4)、血管扭曲(肉眼)和存在可以影响前向血流静脉瓣的情况。

这些血管造影发现对桥血管通畅率的长期影响目前正在研究中,还有很多未知的领域有待探索。基于上述原因,利用 SVG 血运重建术后的桥血管通畅率可能低于应用 DES 进行的 PCI。因此,根据冠状动脉和桥血管的质量,对某些特定的患者施行复合手术,将 LIMA 和 LAD 间的冠状动脉搭桥与右冠状动脉(RCA)和(或)冠状动脉左回旋支(LCX)DES PCI 相结合可能是一种更好的方法。

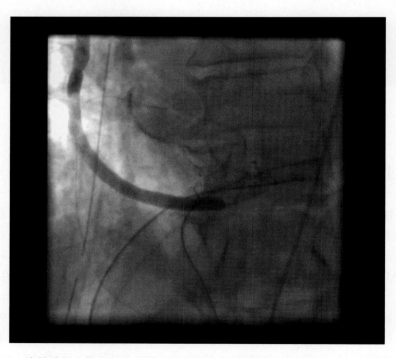

图 6 - 4　隐静脉桥血管与冠状动脉后降支的吻合,静脉桥血管的直径远大于冠状动脉。

3.1 冠状动脉复合搭桥手术的适应证和禁忌证

在 LAD 近端有严重病变,同时 LCX 和 RCA 的病变适合进行 PCI 治疗的患者是复合冠状动脉血运重建术的理想候选人。其他以 PCI 替代 SVG 桥血管的潜在适应证包括:桥血管质量差(图 6 -5)、存在较小或弥漫的远端冠状动脉病变且同时没有自身可以移植的桥血管(图 6 -6)、二次手术、升主动脉有严重的动脉粥样硬化疾病以及急性冠状动脉综合征。

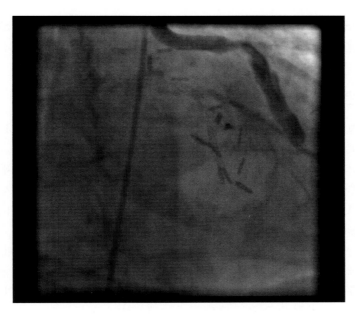

图 6 -5　血管造影片显示静脉移植桥血管质量差。

MIDCAB 和 TECAB 方法的禁忌证包括合并心脏瓣膜疾病、LAD 走行于心肌内、不能依靠单肺通气的严重肺部疾病、锁骨下动脉狭窄、心功能衰竭以及既往有胸部放射治疗史(相对)。更具体的,对于拟行 TECAB 的患者,存在严重的腹部粘连时可能无法在剑突下放置内稳定器(endostabilizer)。

如果应用 TECAB 技术时采用心肺分流术(CPB),那么严重的外周血管疾病则是一个禁忌,因为无法建立股动脉 CPB。应用 MIDCAB 技术时,过于肥胖也是一个相对禁忌证。这些复合搭桥技术通常应用于稳定的冠状动脉疾病患者,因为急性冠状动脉缺血患者往往无法耐受较长时间的手术操作。

3.2 研究结果和冠状动脉复合血运重建方法的局限性

首批冠状动脉复合血运重建术是在 1996 年完成的,6 例患者经过前侧小切口开胸手术完成 LIMA 至 LAD 搭桥,随后对非 LAD 病变行 PCI/PTCA[35]。自 1996 年以来,冠状动脉复合血运重建术被数个医学中心采用,与传统的冠状动脉搭桥手术相比,复合冠状动脉血运重建术的死亡率(0% ~2%)更低、需要输血的比例更低、无神经系统并发症、对外貌的影响更小、患者术后的恢复也更快[36-54]。在不同的研究中,复合冠状动脉血运重建术的住院期间死亡率差异较大(0% ~

21%,平均5%)[36,41]。尽管结果令人鼓舞,但复合CABG手术的普及程度并不高,迄今为止最大的复合CABG研究也只入组了70例患者[46]。究其原因,可能主要与MIDCAB/TECAB手术的技术难度有关。由于难以稳定目标血管,导致了对于吻合质量以及相应开通率的担忧。在有经验的医学中心,LIMA的即刻开通率(6个月内)为92%~100%[38,45]。不过,其他一些医学中心可能达不到这样的水平。Goldstein等[55]报道在他们完成的26例MIDCAB手术中,吻合缺陷的发生率为42%,LIMA动脉痉挛的发生率为35%。此外,对于PCI术后支架再狭窄以及相关重复血运重建手术的担忧,也是冠状动脉复合血运重建手术的限制因素。重要的是,早期冠状动脉复合血运重建术中PCI多使用BMS,甚至单纯PTCA[36-40,54]。随着支架技术的进步,手术(SVG)与DES之间的技术差距已经越来越小[33,34]。事实上,最近的一组对15例患者进行复合手术(CABG/PCI)的研究结果显示,术后1年患者的DES开通率达97%[47]。

3.3 冠状动脉复合血运重建的手术时机

冠状动脉复合血运重建手术可以分次进行,也可以在复合手术室内将PCI和冠状动脉搭桥手术一站式完成。如果选择分次完成,PCI可以在CABG手术之前或之后进行。如果PCI在CABG手术之前进行,PCI术中可以植入多个支架,如果发生并发症或支架植入失败,还可以随后进行CABG手术。在CABG术前先进行PCI手术的缺点在于:接受PCI和支架植入的患者需要抗血小板治疗,在随后的CABG时则需要对服用氯吡格雷的患者进行手术操作。此外,CABG术后也缺少对桥血管的血管造影评估。如果PCI在冠状动脉搭桥手术之后完成,则LIMA到LAD的移植桥血管可以在PCI时进行造影评估。此外,按照这个顺序进行也降低了对接受氯吡格雷治疗的患者进行手术操作可能带来的出血风险。如果在PCI过程中造影显示发生了与PCI相关的并发症或LIMA至LAD桥血管存在问题,则内科治疗、移植桥血管修补或者再次手术可以在离开手术室之前进行。多数进行分次冠状动脉复合血运重建手术的研究中心选择了后一种次序——先CABG后PCI。

在范德比尔特大学医学中心,我们已经完成112例一站式冠状动脉复合手术[71]。在我们看来,这种方法可能优于分次冠状动脉复合手术,因为这样可以尽快发现与PCI和CABG手术相关的并发症,并迅速通过手术或经介入的方式对目标冠状动脉或桥血管进行修复。此外,桥血管的通畅情况也可以在手术结束时就加以验证。如果移植桥血管存在问题,PCI是手术修补桥血管缺陷的一种有价值的替代方法。而且,这种一站式手术策略也避免了分步手术带来的经济负担和时间延迟。

在包含经皮冠状动脉支架成形术的冠状动脉复合手术中,为降低支架内血栓形成的发生率,患者需要接受氯吡格雷治疗。对于此类患者,在应用鱼精蛋白逆转抗凝的过程中,应该仔细考虑鱼精蛋白的不良反应和理论上支架血栓形成的可能性。虽然我们目前用全剂量鱼精蛋白逆转肝素作用,但是复杂的支架手术可能需要降低其鱼精蛋白用量,因为复杂的支架手术须行谨慎的抗血小板治疗。服用氯吡格雷的患者在接受心脏手术时失血量可能会增加,对此应有充分的认识并有相应的监控措施。也有研究表明,冠状动脉复合手术并不会增加术中出血量[47,53,56]。根据我们的经验,我们发现复合手术时胸腔引流管的引出量有所增加,但因出血而再次手术的比例在复合手术组和标准搭桥组之间没有差别。

为了平衡出血和DES内血栓形成的风险,氯吡格雷的给药时机是非常重要的。氯吡格雷用药后4~24小时抑制血小板聚集的作用最强[57,58]。临床上,我们如果计划给患者施行复合手术,则在术前即刻给予氯吡格雷 300mg（而不是 600mg，目的是降低出血的风险）。对于搭桥术后血管造影发现桥血管异常，拟应用支架成形术进行治疗的患者（非计划内的复合手术），在支架植入之前或完成整个手术之后通过胃管即刻给予氯吡格雷。对于氯吡格雷在患者全身麻醉的情况下通过胃管的吸收速度、鱼精蛋白逆转肝素对支架开通情况的未知影响，以及氯吡格雷对心肺旁路导致的血小板及凝血级联反应障碍的影响，还需要进一步研究。

3.4　对比剂肾病

对接受冠状动脉复合血运重建手术的患者，应特别注意医院获得性肾病的风险，因为冠状动脉造影有诱发对比剂肾病（CIN）的可能。由于对比剂和心脏手术是医院获得性肾病的主要危险因素，在常规血管造影及冠状动脉复合手术之后应关注 CIN 发生的可能。虽然发生 CIN 的风险在健康成年人中仅约为 2%，但糖尿病、肾功能障碍、心力衰竭、脱水、既往使用利尿剂、低白蛋白血症、高龄及过多的对比剂用量等因素都会使发生 CIN 的风险增加[59-61]。在这些高风险的患者中，CIN 的发生率可高达 15%[59,62]。一些研究试图确定 CIN 的预防性治疗措施，诸如应用碳酸氢钠、生理盐水水化和应用 N-乙酰半胱氨酸等。

目前为止，预防 CIN 最有效的方法是尽可能减少对比剂用量、应用等渗对比剂以及术前进行水化。[63]一项大型随机对照试验建议将生理盐水作为术前水化的首选液体，而不是半生理盐水[64]。虽然与单独水化相比，加用 N-乙酰半胱氨酸是否有益还没有定论，但加用 N-乙酰半胱氨酸进行术前水化已经成为预防 CIN 的常用方法[64-66]。

我们和其他团队的研究结果表明，冠状动脉搭桥术后行血管造影是安全的，不会增加术后获得性肾病的风险。目前与 CABG 术后肾病相关的风险因素包括年龄和术前血清肌酐值增高等[67]。

对比剂（iodixanol）的用量和 CIN 的发病之间没有发现相关性[67]。完成血管造影需要对比剂用量的中位数为 150mL（20～500mL），与增强 CT 扫描时的对比剂用量相当。接受复合手术的患者（那些接受 PCI 治疗的患者）通常需要使用更多的对比剂。在我们的经验中，接受复合手术和接受非复合手术患者的急性肾功能衰竭发病率（定义为血清肌酐基线值的 2 倍）相似（2.6% 比 3.9%，P = 无显著性差异）。

冠状动脉复合手术麻醉注意事项

在复合手术室计划和执行冠状动脉复合血运重建手术麻醉的必须是有技术和经验的心脏麻醉医师。复合手术室里除进行冠状动脉搭桥手术外，还进行经食管超声心动图（TEE）和冠状动脉造影。这是一个独特的环境，包含但又不仅限于冠状动脉复合血运重建。在高度专业化的多功能复合手术室中还可以进行其他手术，包括利用 Amplatzer 装置经血管内修复人工心脏瓣膜周围渗漏、对手术条件差的高风险（左主干病变）患者行经皮介入治疗以及激光切除起搏器和除颤器电极。在多个专业的术者针对同一位患者进行治疗时，心脏麻醉医师工作时必须了解与这些手术相关的麻醉和治疗常识。

如果复合手术室位于心脏导管室区域，而不是位于综合手术区，则心脏麻醉医师必须重视转运患者的医疗安全问题，因为位于心脏导管室区域的复合手术室远离综合外科手术区，处于相对偏远的位置。对于此类偏远区域患者的监护和医疗支持技术会另加阐述[68]。尽管在发表的文献中描述的在偏远复合手术室接受手术的患者与在常规手术室接受心脏手术的患者不同，但根据我们和其他医学中心的研究，在复合手术室行冠状动脉复合血运重建手术患者的病死率并不比在常规外科手术室接受冠状动脉搭桥术的患者高。当然，要想成功而安全地完成冠状动脉复合血运重建手术,在麻醉管理方面可能比传统的一般远程手术所需要的麻醉管理更加详细,这是因为冠状动脉搭桥手术创伤性较大且患者常有其他伴随疾病。根据美国麻醉医师协会的身体状况分类方法,该类患者常被定为 3 ~ 5 级。

必备的麻醉设备包括但不限于:带有必备气体通道的麻醉机、清除系统、载有心脏麻醉常用辅助材料和药品的麻醉车[69]。此外,在遇到非常规的困难气道情况时,应有马上可用的专业气道装置。虽然在复合手术室中具备心脏插管的条件,TEE 仍然是在心脏麻醉中必不可少的技术,因而 TEE 设备也是必备的。在这些手术中,还需要有创性监测设备和相应的中央静脉导管及动脉导管。由于血液样本运送到远程实验室可能会耗费较多时间,再加上危重心脏手术患者实验室检测的频率和紧迫性,应该考虑配备可以快速获得实验室结果的系统平台,如便捷式即时检测系统。在一些研究中,心脏手术患者的输血率一般在 40% ~ 70%,因此稳定血流动力学的药物是必需的。在进行冠状动脉复合血运重建手术之前要预见到并建立起快速订单输入和血液制品及药物的高效输送系统[70]。

4. 结 论

冠状动脉搭桥手术是目前心脏外科手术中唯一不进行术中影像学检查的手术。而一些用于评估移植桥血管通畅性以及冠状动脉吻合质量的方法(TTFM 和 IFI)在检测移植桥血管缺陷方面能力有限。术中血管造影可以提高检测这些缺陷的能力,同时可以在术中及时加以干预,从而降低早期移植桥血管失功的发生率。

冠状动脉复合血运重建手术是可行且安全的,目前在一些医学中心主要应用于不适合仅行 PCI 或 CABG 手术的高危患者。随着更新和性能更好的支架的出现,支架的再狭窄率进一步降低。对于非 LAD 冠状动脉病变,PCI 可能实现比目前使用的 SVG 更好的血运重建效果。可以预见的是随着病情复杂的患者越来越多,冠状动脉复合血运重建手术的应用也将越来越广泛。对于很多先前已行多个支架植入治疗的罹患弥漫性冠状动脉疾病的老年患者,微创血运重建手术会更有吸引力。

(苏天昊 译　金龙 校)

参考文献

[1] Coronary artery bypass surgery versus percutaneous coronary intervention with stent implantation in patients with multivessel coronary artery disease (the Stent or Surgery trial): a randomised controlled trial. Lancet. 2002,360(9338): 965-970.

[2] The final 10-year follow-up results from the BARI randomized trial. J. Am. Coll. Cardiol. 2007,49(15):1600-1606.

[3] Hoffman SN, TenBrook JA, Wolf MP, et al. A meta-analysis of randomized controlled trials comparing coronary artery bypass graft with percutaneous transluminal coronary angioplasty: one-to eight-year outcomes. J. Am. Coll. Cardiol. 2003,41(8):1293-1304.

[4] Serruys PW, Ong AT, van Herwerden LA, et al. Five-year outcomes after coronary stenting versus bypass surgery for the treatment of multivessel disease: the final analysis of the Arterial Revascularization Therapies Study (ARTS) randomized trial. J. Am. Coll. Cardiol. 2005,46(4):575-581.

［5］Flynn TC, Ma J. Theoretical analysis of twist/bend ratio and mechanical moduli of bacterial flagellar hook and fila-ment. Biophys. J. 2004,86(5):3204-3210.

［6］Park SJ, Shim WH, Ho DS, et al. A paclitaxel-eluting stent for the prevention of coronary restenosis. N. Engl. J. Med. 2003,348(16):1537-1545.

［7］Moses JW, Leon MB, Popma JJ, et al. Sirolimus-eluting stents versus standard stents in patients with stenosis in a n-ative coronary artery. N. Engl. J. Med. 2003,349(14):1315-1323.

［8］Grube E, Silber S, Hauptmann KE, et al. TAXUS I: six-and twelve-month results from a randomized, double-blind trial on a slow-release paclitaxel-eluting stent for de novo coronary lesions. Circulation. 2003,107(1):38-42.

［9］Murphy GJ, Bryan AJ, Angelini GD. Hybrid coronary revascularization in the era of drug-eluting stents. Ann. Tho-rac. Surg. 2004,78(5):1861-1867.

［10］Schampaert E, Moses JW, Schofer J, et al. Sirolimus-eluting stents at two years: a pooled analysis of SIRIUS, E-SIRIUS, and C-SIRIUS with emphasis on late revascularizations and stent thromboses. Am. J. Cardiol. 2006,98 (1):36-41.

［11］Nathoe HM, van Dijk D, Jansen EW, et al. A comparison of on-pump and off-pump coronary bypass surgery in low-risk patients. N. Engl. J. Med. 2003,348(5):394-402.

［12］Alexander JH, Hafley G, Harrington RA, et al. Efficacy and safety of edifoligide, an E2F transcription factor de-coy, for prevention of vein graft failure following coronary artery bypass graft surgery: PREVENT IV: a randomized controlled trial. Jama. 2005,294(19):2446-2454.

［13］Balacumaraswami L, Taggart DP. Intraoperative imaging techniques to assess coronary artery bypass graft patency. Ann. Thorac. Surg. 2007,83(6):2251-2257.

［14］D'Ancona G, Karamanoukian HL, Ricci M, et al. Graft revision after transit time flow measurement in off-pump cor-onary artery bypass grafting. Eur. J. Cardiothorac. Surg. 2000,17(3):287-293.

［15］Hol PK, Lingaas PS, Lundblad R, et al. Intraoperative angiography leads to graft revision in coronary artery bypass surgery. Ann. Thorac. Surg. 2004,78(2):502-505, discussion 505.

［16］Hirotani T, Kameda T, Shirota S, et al. An evaluation of the intraoperative transit time measurements of coronary bypass flow. Eur. J. Cardiothorac. Surg. 2001,19(6):848-852.

［17］Taggart DP, Choudhary B, Anastasiadis K, et al. Preliminary experience with a novel intraoperative fluorescence im-aging technique to evaluate the patency of bypass grafts in total arterial revascularization. Ann. Thorac. Surg. 2003, 75(3):870-873.

［18］Desai ND, Miwa S, Kodama D, et al. A randomized comparison of intraoperative indocyanine green angiography and transit-time flow measurement to detect technical errors in coronary bypass grafts. J. Thorac. Cardiovasc. Surg. 2006,132(3):585-594.

［19］Rosner MH, Okusa MD. Acute kidney injury associated with cardiac surgery. Clin. J. Am. Soc. Nephrol. 2006,1 (1):19-32.

［20］Hayward PA, Buxton BF. Contemporary coronary graft patency: 5-year observational data from a randomized trial of conduits. Ann. Thorac. Surg. 2007,84(3):795-799.

［21］Tatoulis J, Buxton BF, Fuller JA. Patencies of 2127 arterial to coronary conduits over 15 years. Ann. Thorac. Surg. 2004,77(1):93-101.

［22］Yusuf S, Zucker D, Peduzzi P, et al. Effect of coronary artery bypass graft surgery on survival: overview of 10-year results from randomised trials by the Coronary Artery Bypass Graft Surgery Trialists Collaboration. Lancet. 1994,344 (8922):563-570.

［23］Loop FD, Lytle BW, Cosgrove DM, et al. Influence of the internal-mammary-artery graft on 10-year survival and other cardiac events. N. Engl. J. Med. 1986,314(1):1-6.

［24］Versaci F, Gaspardone A, Tomai F, et al. A comparison of coronary-artery stenting with angioplasty for isolated stenosis of the proximal left anterior descending coronary artery. N. Engl. J. Med. 1997,336(12):817-822.

［25］Kastrati A, Schomig A, Elezi S, et al. Predictive factors of restenosis after coronary stent placement. J. Am. Coll. Cardiol. 1997,30(6):1428-1436.

［26］Goy JJ, Kaufmann U, Goy-Eggenberger D, et al. A prospective randomized trial comparing stenting to internal mammary artery grafting for proximal, isolated de novo left anterior coronary artery stenosis: the SIMA trial. Stenting vs Internal Mammary Artery. Mayo. Clin. Proc. 2000,75(11):1116-1123.

［27］Drenth DJ, Veeger NJ, Winter JB, et al. A prospective randomized trial comparing stenting with off-pump coronary surgery for high-grade stenosis in the proximal left anterior descending coronary artery: three-year follow-up. J. Am. Coll. Cardiol. 2002,40(11):1955-1960.

［28］Jaffery Z, Kowalski M, Weaver WD, et al. A meta-analysis of randomized control trials comparing minimally invasive direct coronary bypass grafting versus percutaneous coronary intervention for stenosis of the proximal left anterior descending artery. Eur. J. Cardiothorac. Surg. 2007,31(4):691-697.

［29］Hong SJ, Lim DS, Seo HS, et al. Percutaneous coronary intervention with drug-eluting stent implantation vs. minimally invasive direct coronary artery bypass (MIDCAB) in patients with left anterior descending coronary artery stenosis. Catheter. Cardiovasc. Interv. 2005,64(1):75-81.

［30］Reeves BC, Angelini GD, Bryan AJ, et al. A multi-centre randomised controlled trial of minimally invasive direct coronary bypass grafting versus percutaneous transluminal coronary angioplasty with stenting for proximal stenosis of the left anterior descending coronary artery. Health Technol. Assess. 2004,8(16):1-43.

［31］Moshkovitz Y, Mohr R, Braunstein R, et al. Revascularization of left anterior descending coronary artery in patients with single and multivessel disease: comparison between off-pump internal thoracic artery and drug-eluting stent. Chest. 2005,128(2):804-809.

［32］Herz I, Mohr R, Moshkovitz Y, et al. Revascularization of the left anterior descending artery with drug-eluting stents: comparison with arterial off-pump surgery. Heart Surg. Forum. 2004,7(5):E490-492.

［33］Dangas G, Ellis SG, Shlofmitz R, et al. Outcomes of paclitaxel-eluting stent implantation in patients with stenosis of the left anterior descending coronary artery. J. Am. Coll. Cardiol. 2005,45(8):1186-1192.

［34］Sawhney N, Moses JW, Leon MB, et al. Treatment of left anterior descending coronary artery disease with sirolimus-eluting stents. Circulation. 2004,110(4):374-379.

［35］Angelini GD, Wilde P, Salerno TA, et al. Integrated left small thoracotomy and angioplasty for multivessel coronary artery revascularisation. Lancet. 1996,347(9003):757-758.

［36］Isomura T, Suma H, Horii T, et al. Minimally invasive coronary artery revascularization: off-pump bypass grafting and the hybrid procedure. Ann. Thorac. Surg. 2000,70(6):2017-2022.

［37］de Canniere D, Jansens JL, Goldschmidt-Clermont P, et al. Combination of minimally invasive coronary bypass and percutaneous transluminal coronary angioplasty in the treatment of double-vessel coronary disease: Two-year follow-up of a new hybrid procedure compared with "on-pump" double bypass grafting. Am. Heart. J. 2001,142(4):563-570.

［38］Presbitero P, Nicolini F, Maiello L, et al. "Hybrid" percutaneous and surgical coronary revascularization: selection criteria from a single-center experience. Ital. Heart. J. 2001,2(5):363-368.

［39］Cisowski M, Morawski W, Drzewiecki J, et al. Integrated minimally invasive direct coronary artery bypass grafting and angioplasty for coronary artery revascularization. Eur. J. Cardiothorac. Surg. 2002,22(2):261-265.

［40］Stahl KD, Boyd WD, Vassiliades TA, et al. Hybrid robotic coronary artery surgery and angioplasty in multivessel coronary artery disease. Ann. Thorac. Surg. 2002,74(4):S1358-1362.

［41］Lewis BS, Porat E, Halon DA, et al. Same-day combined coronary angioplasty and minimally invasive coronary surgery. Am. J. Cardiol. 1999,84(10):1246-1247, A1248.

[42] Wittwer T, Cremer J, Klima U, et al. Myocardial "hybrid" revascularization: intermediate results of an alternative approach to multivessel coronary artery disease. J. Thorac. Cardiovasc. Surg. 1999,118(4):766-767.

[43] Riess FC, Bader R, Kremer P, et al. Coronary hybrid revascularization from January 1997 to January 2001: a clinical follow-up. Ann. Thorac. Surg. 2002,73(6):1849-1855.

[44] Zenati M, Cohen HA, Griffith BP. Alternative approach to multivessel coronary disease with integrated coronary revascularization. J. Thorac. Cardiovasc. Surg. 1999,117(3):439-444, discussion 444-436.

[45] Us MH, Basaran M, Yilmaz M, et al. Hybrid coronary revascularization in high-risk patients. Tex. Heart. Inst. J. 2006,33(4):458-462.

[46] Gilard M, Bezon E, Cornily JC, et al. Same-day combined percutaneous coronary intervention and coronary artery surgery. Cardiology. 2007,108(4):363-367.

[47] Kon ZN, Brown EN, Tran R, et al. Simultaneous hybrid coronary revascularization reduces postoperative morbidity compared with results from conventional off-pump coronary artery bypass. J. Thorac. Cardiovasc. Surg. 2008,135(2):367-375.

[48] Lee MS, Wilentz JR, Makkar RR, et al. Hybrid revascularization using percutaneous coronary intervention and robotically assisted minimally invasive direct coronary artery bypass surgery. J. Invasive. Cardiol. 2004,16(8):419-425.

[49] Davidavicius G, Van Praet F, Mansour S, et al. Hybrid revascularization strategy: a pilot study on the association of robotically enhanced minimally invasive direct coronary artery bypass surgery and fractional-flow-reserve-guided percutaneous coronary intervention. Circulation. 2005,112(9 Suppl):I317-322.

[50] Kiaii B, McClure RS, Kostuk WJ, et al. Concurrent robotic hybrid revascularization using an enhanced operative suite. Chest. 2005,128(6):4046-4048.

[51] Katz MR, Van Praet F, de Canniere D, et al. Integrated coronary revascularization: percutaneous coronary intervention plus robotic totally endoscopic coronary artery bypass. Circulation. 2006,114(1 Suppl):I473-476.

[52] Vassiliades TA, Jr., Douglas JS, Morris DC, et al. Integrated coronary revascularization with drug-eluting stents: immediate and seven-month outcome. J. Thorac. Cardiovasc. Surg. 2006,131(5):956-962.

[53] Bonatti J, Schachner T, Bonaros N, et al. Simultaneous Hybrid Coronary Revascularization Using Totally Endoscopic Left Internal Mammary Artery Bypass Grafting and Placement of RapamycIN Eluting Stents in the SAme InterventTIONal Session. The COMBINATION Pilot Study. Cardiology. 2007,110(2):92-95.

[54] Lloyd CT, Calafiore AM, Wilde P, et al. Integrated left anterior small thoracotomy and angioplasty for coronary artery revascularization. Ann. Thorac. Surg. 1999,68(3):908-911, discussion 911-902.

[55] Goldstein JA, Safian RD, Aliabadi D, et al. Intraoperative angiography to assess graft patency after minimally invasive coronary bypass. Ann. Thorac. Surg. 1998,66(6):1978-1982.

[56] Byrne JG, Leacche M, Unic D, et al. Staged initial percutaneous coronary intervention followed by valve surgery ("hybrid approach") for patients with complex coronary and valve disease. J. Am. Coll. Cardiol. 2005,45(1):14-18.

[57] Gurbel PA, Bliden KP, Hiatt BL, et al. Clopidogrel for coronary stenting: response variability, drug resistance, and the effect of pretreatment platelet reactivity. Circulation. 2003,107(23):2908-2913.

[58] Weerasinghe A, Taylor KM. The platelet in cardiopulmonary bypass. Ann. Thorac. Surg. 1998,66(6):2145-2152.

[59] McCullough PA, Wolyn R, Rocher LL, et al. Acute renal failure after coronary intervention: incidence, risk factors, and relationship to mortality. Am. J. Med. 1997,103(5):368-375.

[60] Parfrey PS, Griffiths SM, Barrett BJ, et al. Contrast material-induced renal failure in patients with diabetes mellitus,

renal insufficiency, or both. A prospective controlled study. N. Engl. J. Med. 1989,320(3):143-149.

[61] Gleeson TG, Bulugahapitiya S. Contrast-induced nephropathy. AJR Am. J. Roentgenol. 2004,183(6):1673-1689.

[62] Rihal CS, Textor SC, Grill DE, et al. Incidence and prognostic importance of acute renal failure after percutaneous coronary intervention. Circulation. 2002,105(19):2259-2264.

[63] Hogan JC, Lewis MJ, Henderson AH. N-acetylcysteine fails to attenuate haemodynamic tolerance to glyceryl trinitrate in healthy volunteers. Br. J. Clin. Pharmacol. 1989,28(4):421-426.

[64] Mueller C, Buerkle G, Buettner HJ, et al. Prevention of contrast media-associated nephropathy: randomized comparison of 2 hydration regimens in 1620 patients undergoing coronary angioplasty. Arch. Intern. Med. 2002,162(3):329-336.

[65] Lawlor DK, Moist L, DeRose G, et al. Prevention of contrast-induced nephropathy in vascular surgery patients. Ann. Vasc. Surg. 2007,21(5):593-597.

[66] Chen SL, Zhang J, Yei F, et al. Clinical outcomes of contrast-induced nephropathy in patients undergoing percutaneous coronary intervention: a prospective, multicenter, randomized study to analyze the effect of hydration and acetylcysteine. Int. J. Cardiol. 2008,126(3):407-413.

[67] Schachner T, Bonatti J, Bonaros N, et al. Risk factors of postoperative nephropathy in patients undergoing innovative CABG and intraoperative graft angiography. Eur. J. Cardiothorac. Surg. 2006,30(3):431-435.

[68] Anesthesiologists ASo. Guidelines for Nonoperating Room Anesthetizing Locations. 1994.

[69] Frenzel JC. Anesthesia for the Patient in Remote Diagnostic and Therapeutic Locations. In: Shaw AD, Riedel BJ, Burton AW, Fields AI, Feeley TW, eds. Acute Care of the Cancer Patient. New York: Taylor and Francis, 2005: 499-504.

[70] Snyder-Ramos SA, Mohnle P, Weng YS, et al. The ongoing variability in blood transfusion practices in cardiac surgery. Transfusion. 2008,48(7):1284-1299.

[71] Zhao DX, Leacche M, Balaguer JM, Boudoulas KD, Damp JA, Greelish JP, Byrne JG, Writing Group of the Cardiac Surgery, Cardiac Anesthesiology, and Interventional Cardiology Groups at the Vanderbilt Heart and Vascular Institute, Ahmad RM, Ball SK, Cleator JH, Deegan RJ, Eagle SS, Fong PP, Fredi JL, Hoff SJ, Jennings HS 3rd, McPherson JA, Piana RN, Pretorius M, Robbins MA, Slosky DA, Thompson A. J Am Coll Cardiol. 2009 Jan 20, 53(3):232-41.

第 7 章

应用于 DSA 的图像配准技术的补充介绍

Y. Bentoutou, *N. Taleb*

摘　要

　　图像配准是数字减影血管造影(DSA)过程中的最重要的图像处理技术之一。在进行图像配准时,必须配准同一序列的多幅图像以减少患者的运动伪影。随后通过对配准的图像进行减影以利于观察疾病进展和(或)治疗过程。本章涉及一些最新的数字 X 线血管造影图像自动配准技术。第一种技术是基于 3D 空间－时间的运动观测及边缘观测方法。该方法需要选择一组控制点,通过检测峰值碘浓度的方法判定控制点像素值的变化是由对比剂流引起或是由运动引起。第二种技术是基于组合的不变量相似测量的模板配准方法进行局部相似性检测。第三种技术通过将前两种技术相结合,建立两个图像中的潜在匹配移动点之间的对应关系。相对前两种方法,第三种图像配准技术能够更好地消除患者的运动伪影,因此是首选的血管造影图像自动配准技术。

1. 引　言

1.1 目的

　　在现代医学中,数字减影血管造影(DSA)是应用 X 线显示血管的先进技术[1-12]。利用一系列二维 X 线投影图像来显示患者注入对比剂的感兴趣区血管。序列开始的几幅图像不显示血管的信息,因为对比剂尚未进入血管。这些图像被称为蒙片,其中感兴趣血管通过对比剂时得到的图像称为对比剂图像或者即时图像。

　　在普通 X 线图像中很难显示血管,这会导致图像诊断信息的丢失。将对比剂图像与蒙片图像减影是最简单的通过时间滤过模式获得可见的血管影像的 DSA 方法。这种技术的实现是通过假设对比剂图像中背景结构与蒙片能很好地对齐且有相同的灰阶分布。然而在处理血管造影图像序列中这种假设往往无效,因为以下两种原因:

- 患者移动使减影图像产生伪影导致 DSA 图像诊断价值减低。
- 由于 X 线能量的波动,图像增感屏噪声和后续成像链导致不同时期所获得的图像在某些方面总是不同。

1.2 新进展

DSA 成像过程中所面临的主要问题是序列中连续图像在减影前没对齐产生运动伪影。这些伪影会导致误诊或无法进行序列减影,后一种情况下患者需要重新进行检查。由于检查过程中患者需要接受 X 线照射、注射对比剂以及动静脉插管等,这些对于患者来说是有创的。为了解决这些问题,提高 DSA 图像的诊断价值,DSA 造影时需要针对患者和采集系统采取一些特殊预防措施防止患者移动。然而,在很多情况下,减影图像上的伪影无法完全避免,只能通过图像配准技术加以消除。图像匹配的目的是将不同时间获得的图像进行空间对齐。

当用来匹配的图像比较简单时,大多数图像匹配算法运算结果很准确,但当图像上差异较大时则经常会导致匹配错误(例如,一个不理想的 DSA 系统采集的图像常常由于空间分辨率不足造成图像模糊和噪声导致图像质量下降)。

现代临床 DSA 成像系统所采用的是所谓的像素位移技术。这种技术容易实现,但前提是假定伪影只是由于平移运动造成的。在 80 年代早期,DSA 技术出现后的一些相关研究发现伪影都是由于平移产生,这种假设在很多情况下并不准确。很多时候患者的移动是复杂的,不能通过简单的平移模拟。如果只是矫正平移运动的伪影,则校正一个图像的一部分时有可能在另一部分图像上产生新的伪影[11]。

为了能够校正患者复杂的运动,人们曾研发出了几种技术,包括模板匹配技术[14-27]和三维线性预测技术等[28]。然而,这些技术大多数运算速度不够快,以至于无法整合应用到临床[27]。

为了能够校正患者更为复杂的运动,匹配技术应被设计成具有更多的局部控制能力。

1.3 匹配技术

Maintz 和 Viergever[29]、Meijering 等[30]、Zitova 和 Flusser[31]给出了图像匹配技术的概述。其中许多匹配方法利用有限对应的控制点或者标志点来定义几何变换[29-31]。精确仿射的匹配技术只能处理总体的差别,如平移、旋转和尺寸的变化等。然而,在许多情况下,需要利用灵活或柔性的方法来处理不同图像间的局部差别。

基于点的匹配程序通常需要通过四个步骤来实现。第一步是选择一幅图像的一组特征,第二步是将每一副图像上的每个特征与其他图像上的相应特征进行比较,具有相同属性的特征获得匹配成为控制点(PC)。第三步匹配控制点配准后,就可以建立模拟图像间变形的最佳几何变换的参数。最后进行第四步转换。

图像匹配的有效方法能够应用于数字减影并且适用于临床必须满足以下条件:

(1)匹配程序必须准确而且完全自动化。

(2)必须从总体和局部上纠正对比剂图像的患者移动和灰阶值变化,这些变化常是由于空间分辨力差导致的斑点和随机噪声造成的。

(3)匹配参数运算所选择的窗必须允许包括必需校正的血管结构部分。

(4)为了处理局部残留伪影,匹配方法必须灵活或是柔性的。

(5)算法必须满足经济性的要求而且运算速度快,从而适应 DSA 系统常规应用的要求。

现在已经开发出数种图像匹配技术[29-31],遗憾的是,它们都不能完全满足上述条件。对于控制点技术,同一控制点必须手动鉴别,这一过程较为耗时且要求操作者提前做好标记。在这两种情况下,图像匹配的准确性都不能完全保证。具有先进的基于图像密度的图像匹配技术在匹配图像非常相似时通常都可以匹配得很准确,但当比较的图像有不同点时,经常出现匹配错误(例如,一个不理想的 DSA 系统采集的图像常常由于空间分辨率不足造成图像模糊和噪声导致图像质量下降)。在这种情况下,这些方法不满足条件(2)和(3)。

1.4 本章的目标

近年来,人们开发出三种新的快速而且精确的自动匹配技术[12,32-34]。第一种方法是根据三维空间 – 时间运动评估法区分由于对比剂流动而改变的像素值。它能够在数秒内配准好血管造影图像[12]。第二种方法是基于图像内容驱动的控制点选择机制和现代图形硬件的图像扭曲。这种算法已经在大脑 DSA 图像上进行了临床评估,结果发现图像质量较好而且费时很少[32]。第三种方法联合了以上两种先进方法,进一步提高了匹配的质量。这种方法利用三维空间 – 时间运动探测算法精确提取运动点。它是基于模板匹配技术,该技术通过联合不变量相似度公式计算运动点位移[33,34]。

本章的目的是展望三种新的自动匹配技术在配准 DSA 图像中患者移动方面的应用情况,并将 DSA 系统中的标准手动技术与这些自动方法进行对比。

即使对于最差的 DSA 图像,这些自动匹配技术的算法也能够从整体和局部匹配图像。这些算法仅对感兴趣区的运动像素进行处理,其运算效率高,在冠状动脉血管成像时有能力去除所有的运动伪影。

该章其余内容如下:第二节讲述三维空间 – 时间运动评估方法;第三节讲述基于联合不变量的第二种图像匹配方法;第四节讲述两种方法的联合应用;第五节讲述临床试验结果;第六节最后给出相关的结论。

2. 方法 1:一种快速消除运动伪影的方法

该方法是基于一种三维空间 – 时间运动评估技术消除 DSA 图像的运动伪影。它涉及到从背景解剖图像中提取显影的血管,这用到了在静脉内注射对比剂后,动脉中碘的浓度随时间出现相应变化的先验知识。

图 7 – 1 显示碘对比剂浓度随时间变化的函数。此曲线表示被分离的对比剂的信号,又称对比剂稀释曲线。其特点是碘聚集波峰后出现波峰下降。图 7 – 2 和图 7 – 3 显示对比剂流经血管时数字造影获得的两组图像中感兴趣区的两个不同区域灰阶变化。第一个区域包含对比剂充盈的血管。

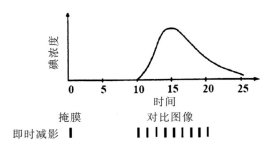

图 7-1　用于时间减影的图像采集序列。

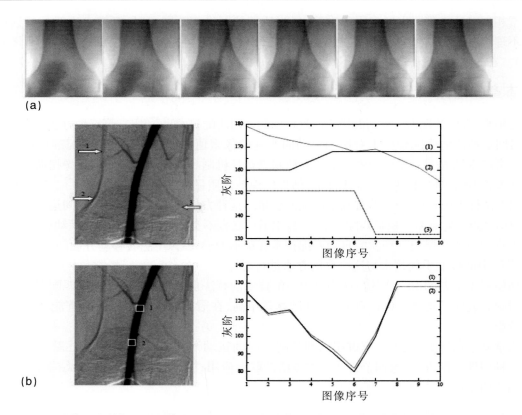

图 7-2　（a）试验中第一个数字造影图像序列（序列中的部分图像：上下两排图像的排列顺序均为从左到右），显示对比剂注射后流经感兴趣区的血管；（b）感兴趣区不同区域的灰阶变化。左栏：清晰的组织边缘（白色箭头所示）和含对比剂的血管（白色格子所示）。右栏：与之相应的灰阶变化。

　　第二部分包含清晰的组织边缘，在 DSA 图像中伪影仅出现在图像的边缘。从这些图像中可以看出第一部分中的结果曲线只有一个峰值，其特点是灰阶中出现波峰后跟随一个波谷。灰度明显下降之后又大幅上升。这个峰值与出现在中间序列的图像出现的对比剂峰值对应。在此情况下，在对比剂浓度最高时采集第六幅图像。对比剂充盈的血管的所有像素的强度随时间变化很快，以至于图像只有一个峰值。第二个部分中这种峰值不能保证存在。大多数情况下，与图像边缘有关的所有像素密度随灰阶变化而缓慢改变。

　　这两个观察研究显示分离含有对比剂的血管能够消除序列中含有对比剂图像中的运动伪影。这将通过提取所有像素中那些随时间快速变化且只有一个峰值的像素来实现（这个峰值被认为是不透明区域的血管）。该峰值被定义为高于其前和其后的样本。

2.1 控制点的选择

　　为了纠正运动伪影和灰阶值散乱，通常需要处理图像的所有像素值。不过，这样的数值计算量会很大。必须指出的是，一些特殊 DSA 图像中的伪影只出现在某些区域，这些区域中组织的清晰边缘出现于非减影图像上，模板与对比剂图像之间的明显匹配错误仅仅出现在图像的边缘。因此，一种节约时间而又符合临床要求的快速算法是只处理图像边缘的像素值而不是处理所有图像

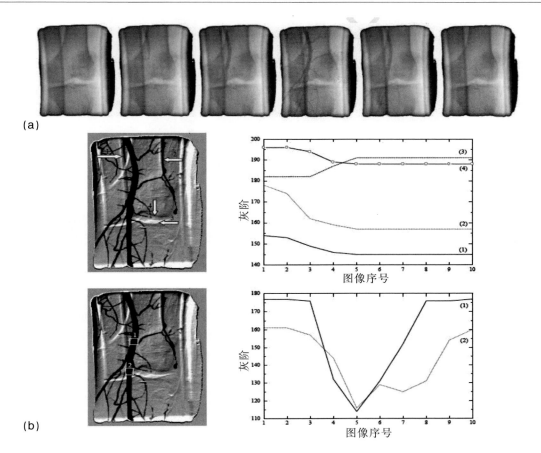

图 7-3　(a)试验中的第二个数字造影图像序列(序列中的部分图像:上下两排图像的排列顺序均为从左到右),显示注射对比剂流经感兴趣区血管;(b)感兴趣区不同区域的灰阶变化。左栏:清晰的组织边缘(白色箭头所示)和含对比剂的血管(白色格子所示)。右栏:与之相应的灰阶变化。

像素值。显而易见,图像越简单,运算速度越快[11]。

　　在实际应用过程中,边缘探测法有两个优点:①对比采集所有图像像素值来说,这一方法所需的运算时间大大减少;②控制点能被选择在可能出现在运动伪影最大的区域。

　　在设计算法中第一步是找到图像的边缘。所需处理的图像首先用高通滤波进行图像锐化[35],然后用 Sobel 算子处理得到图像的等级图像和边缘方向图。将边缘-方向图、等级图像和阈值图结合起来,应用局部连接算法可以得到较好的图像边缘图。图 7-4 显示一个运用此方法的例子。

2.2 运动伪影的去除

　　一幅二维数字离散图像序列可以想象为一个 $M \times M \times N$ 的三维空间-时间信号 $I(i,j,n)$,其值代表像素值。i,j 是空间变量,n 是时间变量。

　　蒙片图像 $I(i,j,0)$ 与对比剂图像 $I(i,j,n)$,$n \in [1,N-1] \subset \mathbf{N}$ 中的一幅图像的单独减影图像可以写为:

$$d_n(i,j) = I(i,j,n) - I(i,j,0) \tag{1}$$

假设某个像素 p_{ij} 在模板图片上的坐标是 (i,j),向量 $\overline{a}_{ij}$ 表示序列中 $\{I(i,j,n)\}$,$n \in [0,N-1]$

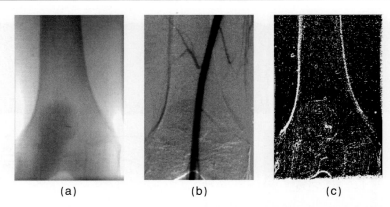

(a)　　　　　　　　　(b)　　　　　　　　　(c)

图7-4 控制点选择。(a)第一张 $512 \times 512 \times 10$ 的数字血管造影模板图像;(b)显示对比剂图像与蒙片图像减影后的明显没有配准正确的骨结构;(c)从蒙片图像获得的组织边缘图像,显示一系列控制点(白点所示)。

$\subset N$ 每幅图像的像素值,其表达式为:

$$\bar{a}_{ij} = [I(i,j,o)I(i,j,1)\ldots I(i,j,N)] \tag{2}$$

需要注意的是 $\bar{a}_{ij}$ 的第一个和最后一个向量值都不能成为峰值(序列中第一幅和最后一幅图像含血流信息比较少)。由于这个原因,可以用峰值探测技术选择对比剂衰减最大时的对比剂图像。所得图像的数量与系列中图像的数量有关。如获得 5 幅对比剂图像需要序列图像 $10 \sim 14$ 幅。

令 $\prod(\bar{a}_{ij})$ 代表 $\bar{a}_{ij}$ 峰值。峰值满足以下条件时定义为 $\bar{a}_{ij}$ 中的最小值元素:

(1)该最小值比其前一个数值和后一个数值都要小。

(2)该最小值不能是 $\bar{a}_{ij}$ 的第一个值和最后一个值。

$$\prod(\bar{a}_{ij}) = \min(\bar{a}_{ij}) = I(i,j,k) \tag{3}$$

其中, $K \in [m-L, m+L]$ 是最小值的时间, m 是最大衰减值时的时间, L 是最小值允许的以 m 为中心的波动值。需要注意的是,这个峰值出现在位于序列图像中间的图像,其像素值不因移动而改变。对于探测序列图像外所检测到的峰值都是属于背景结构的,而探测序列内的峰值代表对比剂增强的血管,并随对比剂的流动而改变。因此该值可以与背景结构的像素值分开(即使背景结构的值也因为运动发生了较大的改变)。

2.3 算法1

假设一个图像序列的尺寸是 $M \times M \times N$,按下列步骤在数字血管造影图像序列中采用血管探测技术可以消除运动伪影:

1)基于高通滤波技术用数字拉普拉斯定理处理图像,将蒙片图像锐化[35]。

2)计算灰阶图和边缘方向图。

灰阶图及其原始图用 Sobel 算法处理。在灰阶图使用一些局部鉴定信息[36]并结合边缘方向图和阈值图后获得最终的边缘图。

3)建立一幅抓取图像 $s(i,j)$,图像中有些相同且特殊的像素值并且与实际的图像无关,一个简单的例子是像素值中含有一些相同的值"-1"。

4)计算每一个位于边缘图像上坐标为 (i,j) 的控制点(像素值为1,则像素属于边缘像素)的向量。

—根据公式(3)找出向量 $\bar{a}_{ij}$ 的最小值。

—— 如果该值满足条件(1)和(2),那么,控制点 P_{ij} 表示含对比剂的血管,而且该值在相同的坐标(i,j)写入抓取图像值。例如,$s(i,j) = I(i,j,m)$,$I(I,j,m)$ 表示含有最大衰减值的对比剂图像。

—— 如果该值不满足条件(1)和(2),那么控制点 P_{ij} 表示背景结构。此情况下,蒙片中与之对应的像素值被附加到抓取到图像的(i,j)坐标上,例如,$s(i,j) = I(i,j,0)$,$I(i,j,0)$,表示模板图像。

5)第四步结束时,抓取图像的所有像素值由" – 1"变成了最大衰减图像校正的像素值。因此,这些像素值被附加到最大衰减图像中,结果更正后的含对比剂图像与模板图像的背景结构相同。

6)将校正的最大衰减图像与蒙板图像进行减影,得到含有高密度对比剂的血管图像。

3. 方法2:一种数字血管造影图像匹配的不变量方法

该方法中,图像匹配过程分为三个步骤。第一步是从对比剂图像中自动选取控制点 $P = \{p_i\}$,第二步利用结合不变量相似性计算的实时匹配方法处理控制点 $p_i \in P$ 的位移。模板上选择的控制点 $p_i \in P$ 的新坐标构成图像中与之对应的控制点 $Q = \{q_i\}$。最后,用两组相应的控制点(P 和 Q)建立模拟图像变形的最佳转换参数。

这种转换的最终校正是通过扭曲一幅关于使用薄板样条(TPS)差值函数[37]的图像。

3.1 控制点的选择

在一些特殊病例的 DSA 图像中,伪影仅仅出现在组织边缘清晰的未减影图像中。很明显,蒙片和含有对比剂图像之间的匹配错误只出现在图像的边缘。因此,符合临床使用要求的快速匹配方法就是只处理图像边缘(即控制点)的像素,而不处理所有图像的边缘。

显而易见,所处理的图像越简单,运算速度也就越快。

在使用这一方法时,对含有对比剂图像采用边缘探测技术进行处理。而对于蒙片图像则不进行处理,因为血管边界不会被探测到。

边缘探测技术应用于剧烈活动患者的图像减影同样可以提高运算速度。很明显,这两种情况都缺少②中提到的优势并且也不满足 1.3 节所提出的条件(2)。

控制点选择的第一步是寻找图像边缘,通过探测灰阶值等级的局部最大值计算出图像边缘位置。因为边缘与计量尺度有关的图像特点,只有通过适当的尺度并利用导数运算才能探测得到。

为此,通常使用的边缘探测滤波是高斯导数,它可以很有效地探测所要求的边缘[38]。需要指出的是,必须证明哪一个边缘对获取足够的控制点是重要的。这可以通过对灰阶图像设定一个阈值 Φ,建立一个含感兴趣区的二进制图来实现。

下面是对选择控制点后不同处理步骤的概述:

1. 计算尺度为 S 的对比剂图像的梯度值,它基于高斯导数的边缘探测滤波[38]。

2. 对梯度幅值图像设置阈值 Φ,提取潜在伪影区域。

3. 选择一个消除阈值边缘图像中像素点的大小为 $w \times w$ 的移动窗 W,窗的大小根据图像大小而定,该窗应用于后来的图像匹配中。

4. 逐渐移动窗,穿过阈值边缘图像。如果像素是1(属于边缘),那么,该像素被认为是控制点。

5. 为了避免把相同窗内的属于边缘的所有像素当作控制点,只需要把一个像素作为控制点,相同窗内的其余的像素值全部定为0。

6. 重复第 4 步和第 5 步处理所有边缘的所有像素。

图 7 - 5 显示基于此方法选择控制点的实例。

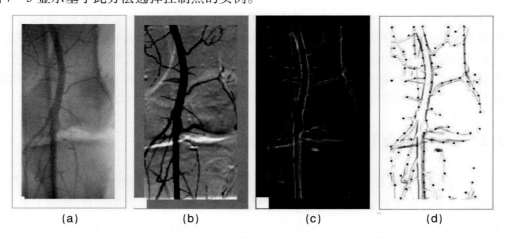

(a)　　　　　　　(b)　　　　　　　(c)　　　　　　　(d)

图 7-5　控制点选择。(a)512×512×10 数字造影图像序列中的一幅对比剂图像;(b)将含有大量骨组织图像的模板图像与对比剂图像进行减影;(c)对比剂图像的设定阈值的灰阶梯度幅值图像;(d)图像边缘有叠加,设置选择的控制点(黑点)。

3.2 控制点位移运算

假设有一幅大小为 $M \times M \times N$ 的二维离散序列图像 $I(x,y,n)$,序列图像 $I(x,y,n_1)$,$n_1 \in [0, N-1] \subset N$ 对应的连续影像 $I(x,y,n_2)$,$n_1 < n_2 < N-1$ 中的一幅图像中某个组织局部移动的自动计算技术分为两类:(1)光流技术和(2)模板匹配技术。这两种技术都有其独特的优势[27,30],这里描述的方法属于后者。

在实际应用过程中,基本假设的光流技术并不适用于数字 X 线图像。同样,这些技术对流入的对比剂也很敏感。然而,利用足够相似性方法的模板匹配技术可以减弱这种现象。

模板匹配技术基于这样一个假设,假设一幅图像 $I(x,y,n_1)$ 平移 d 就可以通过每一个像素乘以像素值附近的小窗 W 而近似得到,并且可以根据相似的测量寻找系列中下一幅连续图像 $I(x,y, n_2)$ 相对应的窗[30]。

3.2.1 相似性测量

模板匹配技术最重要的方面是相似性测量,它常用来确定连续帧窗的相似度。

现在已经有数种相似性测量方法被应用于血管造影图像中,包括标准化交叉相关(NCC)[14,39]、相关系数(CC)[11,39,40]、统计相关性(SC)[41]、随机和确定性信号变化(SSC 和 DSC)[19,42,43]、差异绝对值的总和(SAVD)[24,44-46]、差异绝对值的平均值(MAVD)[47,48-53]、同比特计数(CBC)[54,55]、差异的方差(VOD)[20]和差异的直方图(HOD)[56-59,21-23]。然而,大部分相似度测量方法不满足该章引言中所强调的四个条件。

上述方法对血管造影引起的灰度偏移和局部不同很敏感[27],除了这些根本问题,还有其他因素可以使找到连续图像之间的最优对应的这个过程变得复杂。这些都是由于采集系统的缺陷造成的,例如有限的空间分辨率、灰度量化、斑点、噪声或是时间变化离散效应造成的。

基于力矩的不变量(例如,不变量代表由均匀斑点和其他结构或者灰度水平的转换)的似然度量可以很好地抑制上述现象[60]。其详细定义参见文献中的介绍(见文献[60])。

二进制图像 $I(i,j)$ 的力矩 $m_{pq}^{(I)}$ 公式如下：

$$m_{pq}^{(I)} = \sum_{i=1}^{N} \sum_{j=1}^{N} i^p j^q I(i,j) \tag{4}$$

公式中 $(p+q)$ 是时刻的顺序，$(N \times N)$ 是图像大小。

中间时刻 $\mu_{pq}^{(I)}$ 的图像定义为：

$$\mu_{pq}^{(I)} = \sum_{i=1}^{N} \sum_{j=1}^{N} (i - x_t^{(I)})^p (j - y_t^{(I)})^q I(i,j) \tag{5}$$

坐标 $x_t^{(I)} = \dfrac{m_{10}^{(I)}}{m_{00}^{(I)}}$ 和 $y_t^{(I)} = \dfrac{m_{01}^{(I)}}{m_{00}^{(I)}}$ 表示图像 $I(i,j)$ 的中心。

本研究中联合不变量等式如下：

$$C'(p,q)^{(I)} = \begin{cases} \dfrac{\mu_{pq}^{(I)}}{\mu_{00}^{(I)}} - \dfrac{1}{\mu_{00}^{(I)}} \sum_{n=0}^{p} \sum_{m=0}^{q} \binom{p}{n}\binom{q}{m} C'(p-n, q-m)^{(I)} \cdot \mu_{nm}^{(I)} & (p+q) \text{ 为奇数} \\ 0 & (p+q) \text{ 为偶数} \end{cases} \tag{6}$$

公式中 $0 < n + m < p + q$。数字 $r = p + q$ 是联合不变量的顺序。

在本章中，使用联合 3～5 个不变量的方法，该方法能够有效抑制噪声[60]。

模板中某个结构的局部位移可以通过定义一个包含这一结构 $w \times w$ 像素的特定窗 W 并且利用相似性测量的联合不变量寻找序列中对比剂图像上与之对应的窗来消除。

对于这种方法，两个窗 W_1 和 W_2 的距离定义为：

$$d_r(w_1, w_2) = \| \vec{C}(r)^{(w_1)} - \vec{C}(r)^{(w_2)} \| \tag{7}$$

公式中 $\| . \|$ 是空间 $l_2(k_r)$ 的欧几里得范数，k_r 是矢量 $\vec{C}(r)$ 的大小，联合不变量的矢量 $\vec{C}(r)$ 定义为：

$$\vec{C}(r) = (\bar{C}_3, \bar{C}_5 \ldots, \bar{C}_r) \tag{8}$$

公式中 r 代表联合不变量的顺序，矢量 $\bar{C}(r)$ 定义为：

$$\bar{C}_r = (C'(0,r), C'(1,r-1), \ldots, C'(r,0)) \tag{9}$$

对于最优校准，两窗的距离是零（$d_r = 0$）。

用相似性测量，窗的大小不是由感兴趣区的直径决定，而是由需要获得相应控制点位移的真实估计值的最小信息量决定的。这个反过来也成立，该标准决定相似性而且可能依赖图像内容。据显示，一个 21×21 像素的适当大的窗能在计算速度和统计可靠性之间产生一个较好的折衷。

执行以下步骤可以决定控制点的位移：

1. 在对比剂图像中，每一个控制点的周围选择一个 $w \times w$ 像素的移动窗 W_1。

2. 假设错误匹配参数对于每一幅旋转的图像不超过 5°，而且图像转换不超过 10 像素的位移（合理假设），旋转该窗 5°，然后分别计算联合不变量的矢量 $\bar{C}(r)^{(W_1)}$ 和窗 W_1 与模板中不旋转窗 W_2 的矢量 $\bar{C}(r)^{(W_2)}$。

3. 考虑最大转换值，计算不变空间中两个窗的距离 d_r。保存平移，给出最小距离。

4. 前窗 W_1 每一个旋转角度为 1°～5°，重复第 2、3、4 步骤。每一次旋转之后，根据不变空间最小距离保留平移转变。最后，平移转变值与控制点整数位移相当。

3.2.2 亚像素精度

Meijering 等[27]指出，即使是亚像素匹配错误也可能在减影图像中产生明显伪影。因此，必须

提供在位移度量中获得亚像素精度的方法,因为所描述的匹配方法确定的位移精度为整数。既然图像像素只组成代表情景的有用信息,它必然需要一些插值的方法。

为了在位移运算中获得亚像素精确度,目前已经提出了几种解决方法,包括解析匹配插值法[20,30]和图像插值法[27,44]。

图像插值法通过使用最初最佳匹配点周围区域的亚像素增量来转换蒙片图像获得亚像素精度[44]。与分析匹配插值法相比,该方法的计算比较费时。该章中采用了分析匹配插值法[20],该方法通过在匹配测量表面插值来估计峰值的位置而获得亚像素精度。离散的水平和垂直的二次插值法用于提取每个运动点 p_i 的两个成分的估计值。

给定离散匹配度量面 $M(x,y)$ 和最佳匹配点 (x_0,y_0),匹配峰值的估计连续坐标(x',y')可以计算,公式如下:

$$x' = x_0 - \frac{1}{2} + \frac{M(x_0,y_0) - M(x_0 - 1,y_0)}{2M(x_0,y_0) - M(x_0 - 1,y_0) - M(x_0 + 1,y_0)}$$

$$y' = y_0 - \frac{1}{2} + \frac{M(x_0,y_0) - M(x_0,y_0 - 1)}{2M(x_0,y_0) - M(x_0,y_0 - 1) - M(x_0,y_0 + 1)} \tag{10}$$

每一个运动点 $p_i = (x_i,y_i)$, $i = 1,2,\dots m$, 的模板图像精确坐标(x'_i,y'_i)组成第二个系列点集 $Q = \{q_i\}$,其中 $q_i = (x'_i,y'_i)$, $i = 1,2\dots m$。

3.3 图像卷曲

给定两个相应控制点集 $P = \{p_i\}$ 和 $Q = \{q_i\}$,通过卷曲蒙片图像进行图像修正。我们通过用弹性模板条样(TPS)插值函数处理两组控制点并卷曲蒙片图像。这个条样模板函数是插值函数[37],代表每个控制点的变形,定义控制点之间的最小曲面。这是一个灵活的转换,允许旋转、平移、缩小和倾斜。根据薄板条样模型还允许线样弯曲。因此,很多变形具有薄板条样模型的特征。条样模板插值函数可以写成:

$$\mathbf{h(x)} = A\mathbf{x} + t + \sum_{i=1}^{m} W_i K(\parallel x - x_i \parallel) \tag{11}$$

其中,A,t 是完善转换参数矩阵,W_i 是非线性径向插值函数 K 的加权因子,X_i 是控制点。函数 $K(r)$ 是满足卷曲能量最小化的双调和方程($\triangle^2 K = 0$)的解,即:$K(r) = r^2 \log(r^2)$。为了求解 x, y,利用 m 组中两组对应控制点对定义转换量 $\mathbf{h}$:

$$x' = h_x(x,y) = a_{11}x + a_{12}y + t_x + \sum_{i=1}^{m} W_{xi}K(\parallel (x_i,y_i) - (x,y) \parallel)$$

$$y' = h_y(x,y) = a_{21}x + a_{22}y + t_y + \sum_{i=1}^{m} W_{yi}K(\parallel (x_i,y_i) - (x,y) \parallel) \tag{12}$$

参数 $a_{11}, a_{12}, a_{21}, a_{22}, t_x$ 和 t_y 代表线性放射转变参数,参数 W_{xi} 和 W_{yi} 代表函数 $\mathbf{K}$ 的加权因子。与对剂图像相关的蒙片图像的卷曲处理步骤如下:

1. 假设 m 中相应控制点对中的两个集合 P 和 Q,线性放射转变参数 A 和 t 利用以下公式获得:

$$\mathbf{y = Mz} \tag{13}$$

其中,

$$
\boldsymbol{y} = \begin{bmatrix} x'_1 \\ y'_1 \\ x'_2 \\ y'_2 \\ \vdots \\ x'_m \\ y'_m \end{bmatrix}, \mathbf{M} = \begin{bmatrix} x_1 & y_1 & 0 & 0 & 1 & 0 \\ 0 & 0 & x_1 & y_1 & 0 & 1 \\ x_2 & y_2 & 0 & 0 & 1 & 0 \\ 0 & 0 & x_2 & y_2 & 0 & 1 \\ \vdots & \vdots & \vdots & \vdots & \vdots & \vdots \\ x_m & y_m & 0 & 0 & 1 & 0 \\ 0 & 0 & x_m & y_m & 0 & 1 \end{bmatrix}, \mathbf{Z} = \begin{bmatrix} a_{11} \\ a_{12} \\ a_{21} \\ a_{22} \\ t_x \\ t_y \end{bmatrix}
$$

$a_{11}, a_{12}, a_{21}, a_{22}, t_x$ 是仿射变换参数,通过矩阵 $\mathbf{M}$ 伪转换发现。

$$
\mathbf{z} = (\mathbf{M^T M})^{-1}(\mathbf{M^T y}) \tag{14}
$$

其中 $\mathbf{M^T}$ 是 $\mathbf{M}$ 的倒置变换,是 $(\mathbf{M^T M})^{-1}$ 的逆变换。

2. 然后,用两组相应控制点通过以下公式计算加权因子 W_{xi} 和 W_{yi}:

$$
\begin{bmatrix} x'_1 - a_{11}x_1 - a_{12}y_1 - t_x \\ x'_2 - a_{11}x_2 - a_{12}y_2 - t_x \\ \vdots \\ x'_m - a_{11}x_m - a_{12}y_m - t_x \end{bmatrix} = \begin{bmatrix} 0 & \boldsymbol{K}(r_{12}) & \ldots & \boldsymbol{K}(r_{1m}) \\ \boldsymbol{K}(r_{21}) & 0 & \ldots & \boldsymbol{K}(r_{2m}) \\ \vdots & \vdots & & \vdots \\ \boldsymbol{K}(r_{m1}) & \boldsymbol{K}(r_{m2}) & \ldots & 0 \end{bmatrix} \begin{bmatrix} W_{x1} \\ W_{x2} \\ \vdots \\ W_{xm} \end{bmatrix} \tag{15}
$$

$$
\begin{bmatrix} y'_1 - a_{21}x_1 - a_{22}y_1 - t_y \\ y'_2 - a_{21}x_2 - a_{22}y_2 - t_y \\ \vdots \\ y'_m - a_{21}x_m - a_{22}y_m - t_y \end{bmatrix} = \begin{bmatrix} 0 & \boldsymbol{K}(r_{12}) & \ldots & \boldsymbol{K}(r_{1m}) \\ \boldsymbol{K}(r_{21}) & 0 & \ldots & \boldsymbol{K}(r_{2m}) \\ \vdots & \vdots & & \vdots \\ \boldsymbol{K}(r_{m1}) & \boldsymbol{K}(r_{m2}) & \ldots & 0 \end{bmatrix} \begin{bmatrix} W_{y1} \\ W_{y2} \\ \vdots \\ W_{ym} \end{bmatrix} \tag{16}
$$

其中, $r_{ij} = \| (x_i, y_i) - (x'_j, y'_j) \|$, $\boldsymbol{K}(r) = r^2 \log(r^2)$。

3. 定义差值配准变换的一整套参数用来转换蒙片图像值。值得注意的是,为了能够让与对比剂图像相关的蒙片图像上的曲线显示出来,需要对 TPS 插值函数做一个完整的描述。即:该函数必须适合图像中的每一个点,假设其余的像素值可以通过线性插值得到。到目前为止,我们只描述了一个计算所选控制点 TPS 函数的方法。在该文中可以找到基于卷曲的 TPS 的详细代数处理方法(见文献[37])。

3.4 算法 2

此算法是对上述章节中出现和讨论的两幅数字造影图像配准方法的一个总结。

给定一个大小为 $M \times M \times N$ 的二维离散图像序列,实现对比剂图像 $I(x, y, n), n \in [1, N-1] \subset N$ 和模板图像 $I(x, y, 0)$ 的配准需要采取以下步骤:

1. 使用一个基于高斯导数的边缘探测方法,在对比剂图像 $I(x, y, n), n \in [1, N-1] \subset N$ 中依照 3.1 节中所讲的六个步骤选择一组控制点 $P = \{p_i\}$。

2. 给定一组控制点 P,在所选择的控制点周围的一个像素为 $w \times w$ 的小窗内,利用基于结合不变量相似性测量的模板匹配技术确定所选择的的每一个控制点 $P = \{p_i\}$ 的位移(3.2 节中的步骤 1 ~ 4)。

3. 给定每一个控制点的最佳估计匹配坐标点 (x_{0i}, y_{0i}),确定最佳匹配坐标点 (x'_i, y'_i) 精确到亚像素。

4. 在两幅图像中给定两组对应控制点对集 P 和 Q,对两组控制点用薄板样条插值函数卷曲蒙片图像(3.3 节的步骤 1~3)。

4. 方法 3: DSA 中恒定图像配准方法的三维空间 - 时间运动检测技术

此方法中,配准过程包括三个步骤[33,34]。第一步,在对比剂图像中自动选择一组移动点 $P = \{(x_i, y_i), i = 1, 2, \ldots, n\}$,采用三维空间 – 时间运动探测算法将那些由于运动而造成像素值改变的点从由于对比剂流过而改变的点中分离出来。

第二步,用组合不变量相似度度量技术通过模板匹配计算选择运动点 $p_i \in P$ 的位移模板。图像中选择的控制点 $p_i \in P$ 的新的坐标在图像中建立相应的移动点集 $Q\{(x'_i, y'_i), i = 1, 2, \ldots, n\}$。最后,利用两组相应的控制点集($P$ 和 Q)确定模拟两幅图像间的最佳转换参数。根据上述转换进行最终的校正,使用 TPS 插值函数将蒙片使用这种变换进行卷曲。

4.1 移动点的选择

在配准过程中,确定点集 P 和 Q 相应的运动点是至关重要的,这也是一个艰难的工作。因为配准的有效性很大程度上取决于确定运动点的精确性。运动点是采用三维空间 – 时间运动探测算法选取的。

三维空间 - 时间运动探测算法

最近出现了一种新的全自动运动校正技术,该技术能够在数秒内配准图像。它涉及从背景解剖提取不透明血管,这用到了在静脉内注射对比剂后,动脉中碘的浓度随时间出现可能的不同变化的先验知识。

本章中,为了从对比剂图像中选取运动点,我们开发了三维空间 – 时间运动评价技术(方法 1)。通过分离不透明的血管影像,在序列中的对比剂图像中选取运动点。

这是通过分离随时间迅速改变像素值的所有像素点来实现的,并且这些像素在多余的背景信息中只形成一个峰值(像素点属于高对比度血管)(见 2.2 节对于三维空间 – 时间运动评价方法的详细评价)。

选择运动点集 P 的第一步是发现图像边缘。可以采用探测灰阶梯度局部最大值计算边缘的位置。因为边缘规模依赖图像特征,只能在适当的范围内通过使用衍生算法准确地探测到。

为此,通常使用的边缘探测滤波是高斯导数,它允许更精细的调整,以检测所需的边缘规模。

值得注意的是,指出哪一条边缘对选取合适的运动点非常重要。这需要通过给梯度图像设置一个阈值 S_0 形成一个含有感兴趣区的二进制图像来完成。

与文献[32]中描述的边缘探测技术相比,该方法有三个优点:

1. 控制点的数量减少到与运动点数一致,从而缩短运算时间。

2. 三维空间 – 时间运动探测算法的应用增强了运动点选取的准确性和配准的有效性。

3. 在移动的位置选取运动点,此处的运动伪影估计是最大的。

以下是对本章中选择运动点不同步骤的一个概述。

1. 在对比剂图像中使用标尺 σ 计算梯度幅值。这是基于边缘探测滤波用高斯导数算法。

2. 设置梯度幅值图像阈值为 S_0,选取可能的伪影区。

3. 选择一个像素为 $w_m \times w_m$ 的移动窗 Wm 消除阈值边缘图像的所有像素点。窗的大小取决于图像的像素大小。该窗将会应用于以后的图像匹配。

4. 逐行移动上述窗,通过阈值边缘图像。如果一点像素值为"1"(像素点属于边缘),那么该点即为控制点 cp_i。

5. 为了避免把同一窗内属于边缘的所有像素点作为控制点,只取中央像素点作为控制点,然后将同一窗中剩下所有的像素点赋值为 0。

6. 重复第 4 步和第 5 步处理所有边缘的所有像素点。

7. 对于阈值边缘图像中的坐标为 (i,j) 每一控制点 cp_i(像素点属于边缘)计算矢量 $\overline{a}_{ij}$:

- 探测符合方程(3)的最小矢量 $\overline{a}_{ij}$。
- 如果该矢量满足 2.2 节中方法 1 的条件(1)和(2),那么控制点 cp_i 属于对比剂图像。
- 假如该矢量不满足上述条件,那么控制点 cp_i 属于移动的背景解剖组织(移动边缘),此条件下,该点即为移动点 p_i。

图 7 - 6 所示是基于此方法选择控制点的一个实例。

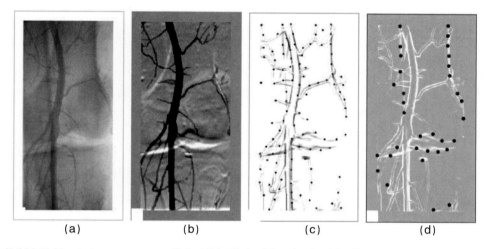

(a)　　　　(b)　　　　(c)　　　　(d)

图7-6　控制点选择。(a)512×512×10 数字造影图像序列的一幅对比剂图像;(b)对比剂图像与模板图像的减影图像显示大量骨组织配准错误;(c)选择的控制点(黑点),边缘图像叠加;(d)选择的运动点(黑点),对比剂图像有阈值的梯度幅值图像叠加。用三维空间 - 时间运动探测算法除去无用点(属于不移动的点)。

4.2 运动点位移运算

在对比剂图像中选取第一组运动点 P 之后,第二步在模板中确定对应的运动点集 Q。对于每一个选取的点 $p_i \in P$,利用模板匹配技术自动在与之相邻的图像上寻找相应的点 $q_i \in Q$。相似度评估技术用于确定两相邻图像之间的近似程度。

在此过程中联合使用的不变量与第二种方法中使用的不变量不同,该组合不变量是基于成像时刻而且不因系统模糊、对比度、比例、转换和旋转等因素而改变。由以下方程得出:

$$\Phi_1 = (v_{30} - 3v_{12})^2 + (3v_{21} - v_{03})^2 \tag{17}$$

$$\Phi_2 = (v_{30} + v_{12})^2 + (v_{21} - v_{03})^2 \tag{18}$$

$$\Phi_3 = (v_{30} - 3v_{12})^2 (v_{30} + v_{12}) \left((v_{30} + v_{12})^2 - 3(v_{21} + v_{03})^2 \right) +$$

$$(3v_{21} - v_{03})(v_{21} + v_{03}) \left(3(v_{30} + v_{12})^2 - (v_{21} + v_{03})^2 \right) \tag{19}$$

$$\Phi_4 = (3v_{21} - v_{03})(v_{30} + v_{12})\big((v_{30} + v_{12})^2 - 3(v_{21} + v_{03})^2\big) -$$
$$(v_{30} - 3v_{12})(v_{21} + v_{03})\big(3(v_{30}) + v_{12})^2 - (v_{21} + v_{03})^2\big) \tag{20}$$

$$\Phi_5 = \big[v_{50} - 10v_{32} + 5v_{14} - 10(v_{20}v_{30} - v_{30}v_{02} - 3v_{12}v_{20} + 3v_{12}v_{02} - 6v_{11}v_{21} + 2v_{11}v_{03})\big]^2 +$$
$$\big[v_{05} - 10v_{23} + 5v_{41} - 10(v_{02}v_{03} - v_{03}v_{20} - 3v_{21}v_{02} + 3v_{21}v_{20} - 6v_{11}v_{12} + 2v_{11}v_{30})\big]^2 \tag{21}$$

方程中 $v_{pq} = \dfrac{\mu_{pq}}{\mu_{00}^{(p+q+2)/2}}$ ，$\mu_{pq}^{(I)}$ 是图像 $I(i,j)$ $(p+q)$ 阶中的中心矩，$(N \times N)$ 是图像的大小。

$$\mu_{pq}^{(I)} = \sum_{i=1}^{N} \sum_{j=1}^{N} (i - x_t^{(I)})^p (j - y_t^{(I)})^q I(i,j) \tag{22}$$

坐标点 $x_t^{(I)} = \dfrac{m_{10}^{(I)}}{m_{00}^{(I)}}$ 和 $y_t^{(I)} = \dfrac{m_{01}^{(I)}}{m_{00}^{(I)}}$ 表示图像 $I(i,j)$ 的中心。

$m_{pq}^{(I)}$ 是二进制图像 $I(i,j)$ 的时刻，由以下公式得到：

$$m_{pq}^{(I)} = \sum_{i=1}^{N} \sum_{j=1}^{N} i^p j^q I(i,j) \tag{23}$$

其中 $(p+q)$ 是时刻顺序。

Flusser 和 Suk[60]指出，这些组合不变量可以有效抑制图像噪声。蒙片图像中每一个运动点的局部位移都可以通过每一个先前发现的点的圆形图像周围确定。随后，在不变量的欧几里得空间利用最小距离定律确定一致性。

两个圆形模板 W_1 和 W_2 的距离定义如下：

$$d_\ell(w_1, w_2) = \| \bar{C}(\ell)^{(w_1)} - \bar{C}(\ell)^{(w_2)} \| \tag{24}$$

其中 $\| . \|$ 是 $l_2(k_\ell)$ 空间里欧几里得范数，k_ℓ 是 $\bar{C}(\ell)$ 的大小，组合不变量的矢量 $\bar{C}(\ell)$ 定义如下：

$$\bar{C}(\ell) = (\Phi_1, \Phi_2 \dots, \Phi_\ell) \tag{25}$$

其中 ℓ 是组合不变量的序号（此处 $\ell = 5$）。

在优化配准的实例中，两个窗距离是零（$d_\ell = 0$）。

采取以下步骤确定运动点的位移：

1. 对于每一个运动点，在对比剂图像中以该点为圆心半径为 r，确定一个运动圆形模板 W_1。

2. 对于图像移位，假设错误配准参数不超过 10 个像素（合理实际的假设），分别计算组合不变量的矢量 $\bar{C}(\ell)^{(w_1)}$ 和 W_1 的矢量 $\bar{C}(\ell)^{(w_2)}$，确定蒙片图像中相应的模板图像。

3. 考虑最大平移转变量，在不变空间中计算两幅模板的距离 d_ℓ。保留平移转换给出最小距离。最后，平移转换即与选择的运动点移位相对应（精确到整数）。

4. 蒙片图像中可能与对比剂图像坐标点 $p_i \in P$ 对应的运动点 $q_i \in Q$ 由给出最小距离的转变位置决定。

4.3 图像卷曲

给定两组相应运动点集 $P = \{p_i\}$ 和 $Q = \{q_i\}$，卷曲蒙片图像进行校正。

在蒙片图像卷曲过程中，应用灵活的 TPS 插值函数[37]，应用 3.3 节中的方法处理两组运动点。

4.4 算法 3

此算法是对上述章节中出现和讨论的两幅数字造影图像配准方法的一个总结。

给定一个大小为 $M \times M \times N$ 的二维离散图像序列,实现对比剂图像 $I(x,y,n)$, $n \in [1, N-1] \subset N$ 和蒙片图像 $I(x,y,0)$ 的配准需要采取以下步骤:

1. 使用一个基于高斯导数的边缘探测方法,在对比剂图像 $I(x,y,n)$, $n \in [1, N-1] \subset N$ 中依照 4.1 节中所述的六个步骤选择一组控制点 cp_i。

2. 用三维空间 – 时间运动探测方法,在对比剂图像中选取一组运动点集 P(点属于运动的结构)(4.1 中的第 7 步)。

3. 给定一组控制点 P,在所选择的控制点周围的一个像素为 $w \times w$ 的小窗内,在所选择的运动点周围半径为 r 的圆形模板中,利用基于组合不变量相似性度量的模板匹配技术确定所选择的每一个控制点 $p_i \in P$ 的位移。

4. 给定每一个控制点的最佳估计匹配坐标点 (x_{0i}, y_{0i}),确定最佳匹配坐标点 (x'_i, y'_i) 精确到亚像素。

5. 在两幅图像中给定两组对应控制点对集 P 和 Q,对两组控制点用薄板样条插值函数卷曲模板图像(3.3 节步骤 1~3)。

5. 实验结果

在此部分,将图像配准技术应用于来自 5 例患者的 20 幅不同的 X 线造影图像(6 个周围血管造影,9 个颅内血管造影和 5 个冠状动状动脉造影),对其改善 DSA 图像的性能进行实验评估。实验中采用的 20 组数据包括 512×512 幅图像序列。

周围和颅内血管造影序列的图像数量为 10~14 幅,冠状动状动脉序列的图像数量大约是 150 幅。每一幅图像分辨率都是 8 位,256 灰阶。

周围和颅内血管造影图像数据来自马萨诸塞州波士顿城市医院的 DSA 成像系统,冠状动状动脉数据来自法国圣康坦医院的西门子 DSA 系统。

实验期间,所描述的配准技术的参数值与文献[32–34]中所指定的值一致。

5.1 方法 1 的结果

图 7 – 7 和图 7 – 8 分别显示了两组数据经探测技术处理后的结果。在这些图像中,每组数据有六幅图像:(a)蒙片图像;(b)对比剂图像;(c)蒙片图像与对比剂图像减影后的原始图像;(d)应用标准像素转换技术后的减影图像(蒙片图像整体平移配准);(e)应用所述的方法校正患者移动伪影后的减影图像;(f)应用所述的方法处理所有图像像素点对患者移动伪影校正后的减影图像。

在此应用中,最大密度(m)时的最小元素(L)直接允许的最小插值是 2。

从图 7 – 7、图 7 – 8 中可以看出,图像中的伪影不能通过标准 DSA 系统(蒙片图像整体平移配准)提供的像素转换技术进行校正。显而易见,如果患者的移动更复杂(图 7 – 7 和图 7 – 8),校正图像中某部位的伪影后而又在别的部位出现新的伪影(见图 7 – 7d 和图 7 – 8d)。

将这些图像与应用前述方法的图 7 – 7e 和图 7 – 8e 相比较,显而易见,大部分伪影被消除。

很显然,利用所提的校正配准技术处理所有图像像素比仅处理图像边缘像素点所得到的图像好。在第一个例子中,运动伪影和灰阶扭曲已经被完全消除,即算法产生近乎完美的校正(见图 7 – 7f 和图 7 – 8f)。然而,在第二个例子中,尽管清晰组织边缘的运动伪影被消除,但是校正图像仍然显示灰阶扭曲(见图 7 – 7e 和图 7 – 8e)。

不过,应该指出的是,这些小的扭曲不会降低 DSA 图像的诊断价值。通常情况下,应用算法处理图像边缘或者全部图像,大部分错误配准伪影都可以被消除。

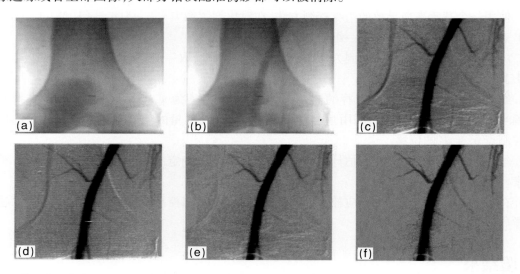

图7-7 第一个图像序列的配准;(a)蒙片图像;(b)对比剂图像;(c)对比剂图像与显示大量骨组织错误配准的原始减影图像;(d)应用标准像素转换技术仅对图像边缘配准(图像底部);(e)用所述方法处理图像边缘配准,结果是大部分伪影消失;(f)用所述方法处理所有图像像素点配准,得到一个完美的减影图像,所有伪影消失。

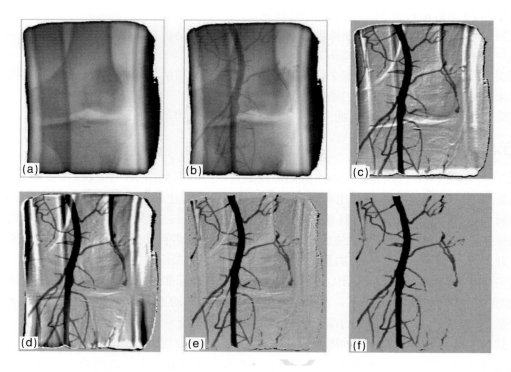

图7-8 第二个图像序列的配准。(a)蒙片图像;(b)对比剂图像;(c)对比剂图像与显示大量骨组织错误配准的原始减影图像;(d)应用标准像素转换技术仅对图像边缘配准(图像中央);(e)用所述的方法处理图像边缘配准,结果大部分伪影消失;(f)用所述方法处理所有图像像素点配准,得到一个完美的减影图像,所有伪影消失。

比较两组应用实例,应用所述的方法处理所有像素点(例1)比仅仅处理图像边缘(例2)所得到的处理结果稍好。然而,例2中方法所需的处理时间比例1的时间稍长。总体而言,该方法能够很大程度上改善图像质量,校正运动伪影和灰阶扭曲伪影。

5.2 方法 2 和方法 3 的结果

本节中,通过实验对第二种和第三种 DSA 增强序列图像的配准技术进行评估。图 7 - 9 和图 7 - 10 分别显示应用所述的配准技术处理的周围和颅内血管造影图像的结果。

在这些图像中,每组数据有 7 幅图像:(a)蒙片图像;(b)对比剂图像;(c)配准的蒙片图像;(d)蒙片图像与对比剂图像减影后的原始图像;(e)应用标准像素转换技术后的减影图像(蒙片图像整体移位配准);(f)用方法 2 对运动伪影进行校正后的减影图像;(g)用方法 3 对运动伪影进行校正后的减影图像。图 7 - 9 是一组下肢(膝部)动脉的 DSA 图像,而图 7 - 10 是一组脑血管的 DSA 图像。这两组图像中,以锐利的亮度和暗度变化为特点的骨组织伪影是显而易见而且相当多的。这些伪影是由于患者的移动使其动脉变模糊而产生的。很显然,这种伪影会导致误诊或者是使医生放弃该两组 DSA 图像。从图 7 - 9 和图 7 - 10 可以看出,使用标准 DSA 成像系统提供的像素转换技术不能对该类伪影进行有效校正(蒙片图像整体位移配准)。显然,如果患者的移动更加复杂,校正图像中某部位的伪影后又会在其他部位出现新的伪影[11,12]。

将这些图像与使用前述方法(方法 2、3)校正后所得的图像相对比(图 7 - 9f ~ g 和图 7 - 10f ~ g),可以看出大部分伪影已被消除。从这些图像中可以看出,前述方法能够消除小血管附近的伪影。

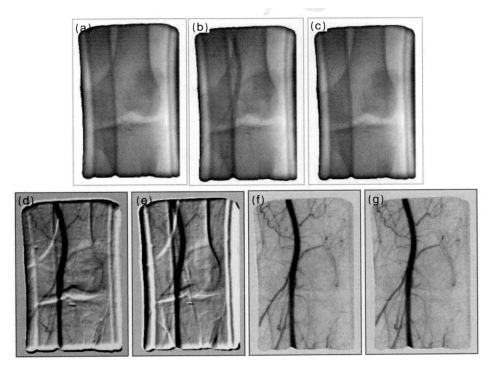

图 7 - 9　膝关节周围血管造影图像配准。(a)蒙片图像;(b)对比剂图像;(c)应用所述方法后得到的配准蒙片图像;(d)对比剂图像与显示大量骨组织错误配准的原始减影图像;(e)应用标准像素转换技术局部校正后的配准图像;(f)应用第二种方法配准后,大部分伪影被消除;(g)应用第三种方法配准后,大部分伪影被消除。

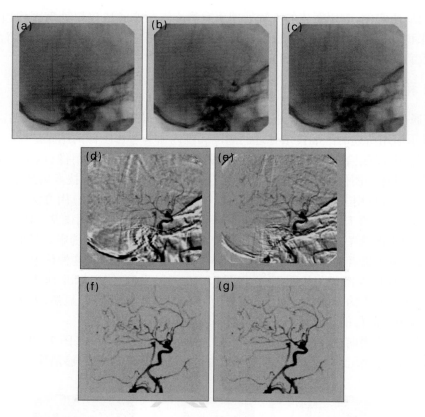

图 7 - 10　颅内血管造影图像配准。(a)蒙片图像;(b)对比剂图像;(c)应用所述方法后得到的配准蒙片图像; (d)对比剂图像与显示大量骨组织错误配准的原始减影图像;(e)应用标准像素转换技术局部校正后的配准图 像;(f)应用第二种方法配准后,大部分伪影被消除;(g)应用第三种方法配准后,大部分伪影被消除。

此外,将这两种算法应用于模拟冠状动脉图像(图 7 - 11)的结果显示,该算法能够消除所有的移动 伪影,在应用于冠状动脉图像时,不论冠状动脉管径大小,都能达到同样的效果。这个实验之后, 这两种算法被应用于冠状动脉造影图像。所得结果如图 7 - 12 所示。

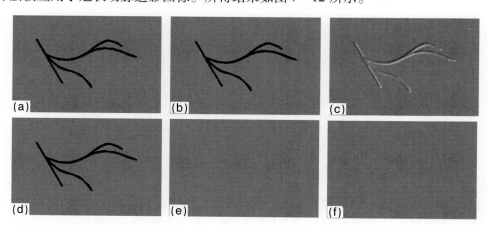

图 7 - 11　整体转换的冠状动脉造影图像配准。(a)图 1;(b)图 2(图 1 的整体转换);(c)图 1 和图 2 的插值图; (d)应用所述方法 2 所得配准图;(e)应用方法 2 后的插值图;(f)应用方法 3 后的插值图。

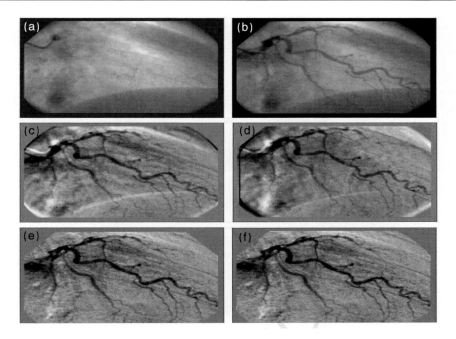

图 7－12　冠状动脉造影图像的配准。(a)蒙片图像;(b)对比剂图像;(c)显示大量冠状动脉运动伪影的原始插值图;(d)应用标准像素转换技术局部校正后的配准图;(e)应用第二种方法配准,大部分伪影消失;(f)应用第三种方法配准,大部分伪影消失。

从图 7－12c 可以看出,在原始的减影图像中以锐利的亮度和暗度变化为特点的运动伪影很明显是相当多的,这主要是由于心脏的收缩和舒张运动造成的。

由于心脏运动的复杂性,该伪影不能用标准像素转换技术消除(图 7－12d)。通过将这些图像与应用两种自动方法处理所得到的图像(图 7－12e～f)相对比,可见大部分运动伪影已经被消除,主要的血管配准很齐。(图 7－12e～f)。

值得注意的是,周围血管和颅内血管造影(见图 7－9 和图 7－10)的图像配准结果与冠状动脉造影图像(图 7－12)配准稍有差别。前两个序列,运动伪影和灰阶扭曲被完全消除,算法达到了完美的配准效果。然而,在冠状动脉造影图像序列中,尽管出现在清晰组织边缘的伪影被消除,但配准后仍有一些灰阶扭曲存在(见图 7－12e)。这主要是因为心脏不能作为一个刚性体被完全模拟,心脏随着心动周期和呼吸运动自然变形。然而,值得提出的是,存留的扭曲不会影响所得的 DSA 图像的诊断价值。总之,分别基于组合不变量相似度度量技术和薄板条样扭曲技术的两种固定配准方法,能够在很大程度上校正运动伪影,提高减影图像质量。图 7－13 给出一幅显示患者运动幅度很大的极端的血管造影图。

插值图像显示,由于注射对比剂后头部的移动很明显,主要血管周围出现大量的运动伪影。该实例中,采用人工像素转换方法可以消除所有的移动伪影。

应用基于组合不变量的自动配准技术可以整体校正伪影,从而提高血管的可见度。基于组合不变量相似度度量技术和薄板条样扭曲技术的配准方法与基于人工像素转换技术的配准方法相比,前者更能提高减影图像的质量,提供更有诊断价值的临床图像。第三种配准方法在伪影可能出现的区域使用三维空间－时间运动探测技术处理图像和使用薄板条样插值技术处理扭曲图像,其综合性能得到了提高。第二种方法只处理移动的图像边缘的像素点,节省了很多图像处理时间。

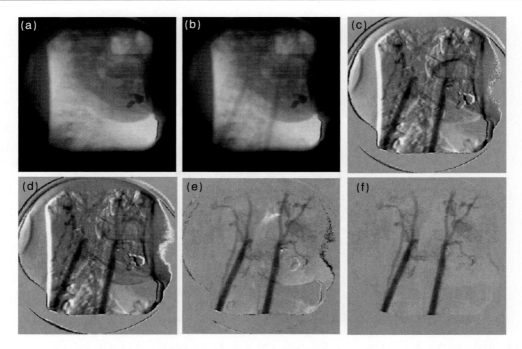

图 7 – 13　一个极端的血管造影的例子，图中患者造影时的运动幅度很大。(a)蒙片图像；(b)对比剂图像；(c)显示大量患者移动伪影的原始插值图像；(d)使用标准像素转换技术的配准图，所得图像中大部分伪影仍存在；(e)应用第二种方法的配准图；(f)应用第三种方法的配准图，大部分伪影被消除。

6. 结　论

　　本章讲述了对数字 X 线造影图像使用的三种最新的自动配准技术。第一种配准技术的主要目的是通过血管检测减少运动伪影和灰度失真。

　　该方法包括在患者移动可能产生伪影的图像上使用边缘探测技术选取一组控制点，然后从这些控制点中利用碘对比剂的峰值探测，将由于运动而产生像素变化的点从由于对比剂流过而产生变化的点中分离出来。这个方法有了一个新的和有效的算法，即使应用于最差的 DSA 图像，也可以消除其运动伪影和灰度失真。

　　该算法与传统算法相比速度很快，它引入了只对属于图像边缘的像素点处理的技术。

　　第二种算法基于组合不变量，它涉及在对比剂图像中采用边缘探测技术选取一组控制点，对比剂图像中患者的移动可能产生伪影。用组合不变量相似度测量通过模板匹配技术确定蒙片图像中的相应控制点。

　　目前，对于所有的相似度测量技术，组合不变量测量方法被证明是配准血管造影图像的最好方法。它对图像采集系统的瑕疵，比如空间分辨率有限、灰度量化、斑点、噪声和时变散射的影响以及对比剂增强血管造成的差异等都不敏感。最终的校正是使用 TSP 插值对序列中的对比剂图像进行卷曲变换。此外，上述的算法能够消除冠状动脉造影图像的运动伪影。这个算法不仅可以处理缓变运动，而且可以处理突然运动。而且，所述的方法即使是在处理最差的 DSA 图像时都可以产生较好的局部和整体处理效果。

　　第三种配准方法是将前两种方法联合应用。它涉及在对比剂图像上提取一组移动点，对比剂图像上患者的移动可能产生伪影。该方法基于边缘探测技术和三维空间－时间运动探测算法分离像素点，该像素点的像素值因对比剂流动而改变。用组合不变量测量通过模板匹配确定蒙片图像中对应的运动点。

在两幅图像中小模板之间确定一致性后，蒙片图像中相应模板的中央点被当做对应的运动点。通过两组对应运动点计算仿射变换参数。最终的校正是使用 TSP 插值对序列中的对比剂图像进行卷曲变换。所提的配准方法能够消除冠状动脉造影图像中的运动伪影。它已被证明能够提高 DSA 图像的质量，提供更有诊断价值的临床图像。与第二种算法相比，该方法是全自动进行的、有效的且计算效率高。

结果证明，与其他两种方法相比，第三种配准方法能够更好地消除患者的移动伪影，因此是血管造影图像自动配准的最佳技术选择。此外，由于所得图像清晰且质量高，该方法未来可能会被用于常规 DSA 成像系统中。这些有效算法既能用于 DSA 成像系统，也能用于解决其他系统中局部或整体的配准问题，如应用于卫星成像系统[61]。

（慕维维 译　金龙 校）

参考文献

［1］Mistretta, CA; Crummy, AB; Strother, CM. Digital angiography: A perspective. Radiology, 1981, vol. 139 No. 2, 273-276.

［2］Brody, WR. Digital subtraction angiography. IEEE Transactions on Nuclear Science, March 1982, vol. 29, 1176-1180.

［3］Harrington, DP; Boxt, LM; Murray, PD. Digital subtraction angiography: Overview of technical principles. Amer. J. Roentgenology, 1982, vol. 139 No. 4, 781-786.

［4］Riederer, SJ; Kruger, RA. Intravenous digital subtraction: A summary of recent developments. Radiology, 1983, vol. 147 No. 3, 633-638: 1983.

［5］Kruger, RA; Riederer, SJ. Basic Concepts of Digital Subtraction Angiography. Boston. MA: G. K. Hall; 1984.

［6］Ovitt, TW; Newell II, JD. Digital subtraction angiography: Technology, equipment, and techniques. Radiologic Clinics N. Amer. , 1985, vol. 23 No. 2, 177-184.

［7］Pelz, DM; Fox, AJ; Vinuela, F. Digital subtraction angiography: Curent clinical applications. Stroke, 1985, vol. 16 No. 3, 528-536.

［8］Dawson, P. Digital subtraction angiography: A critical analysis. Clinical Radiology, 1988, vol. 39 No. 5, 474-477.

［9］Jeans, WD. The development and use of digital subtraction angiography. Br. J. Radiology, 1990, vol. 63 No. 747, 161-168.

［10］Katzen, BT. Current status of digital angiography in vascular imaging. Radiologic Clinics N. Amer. , 1995, vol. 33 No. 1, 1-14.

［11］Taleb, N; Jetto, L. Image registration for applications in digital subtraction angiography. Control Engineering Practice, 1998, vol. 6, 227-238.

［12］Taleb, N; Bentoutou, Y; Deforges, O; Taleb, M. A 3-D space-time motion evaluation for image registration in digital subtraction angiography. Computerized Medical Imaging and Graphics, 2001, vol. 25 No. 3, 223-233.

［13］Levin, DC; Shapiro, RM; Boxt, LM; Dunham, L; Harrington, DP; Ergun, DL. Digital subtraction angiography: Principles and pitfalls of image enhancement techniques. Amer. J. Roentgenology. , 1984, vol. 143 No. 3, 447-454.

［14］Yanagisawa, M; Shigemitsu, S; Akatsuka, T. Registration of locally distorted images by multiwindow pattern matching and displacement interpolation: The proposal of an algorithm and its application to digital subtraction angiography. In Proc. Seventh Int. Conf. Pattern Recognition, 1984, vol. 2, 1288-1291.

[15] Venot, A; Leclerc, V. Automated correction of patient motion and gray values prior to subtraction in digitized angiography. IEEE Trans. Med. Imag. April 1984, vol. 3, 179-186.

[16] Takahashi, M; Shinzato, J; Korogi, Y; Fukui, K; Ueno, S; Horiba, I; Suzumura, N. Automatic registration for correction of localized misregistration artifacts in digital subtraction angiography of the head and neck. Acta Radiologica (Supplementum). ,1986, vol. 369, 281-284.

[17] Zuiderveld, KJ; Ter Haar Romeny, BM; Viergever, MA. Fast rubber sheet masking for digital subtraction angiography. In Proc. SPIE, Bellingham, WA, 1989, vol. 1137, 22-30.

[18] Zuiderveld, KJ; Ter Haar Romeny, BM; Ten Hove, W. Fast techniques for automatic local pixel shift and rubber sheet masking in digital subtraction angiography. In Medical Images: Formation, Handling and Evaluation, NATO ASI Series F: Computer and Systems Sciences A. E. Todd-Pokropek, M. A. Viergever, Editors. Berlin, Germany: Springer-Verlag; 1992, vol. 98, 667-685.

[19] Hua, P; Fram, I. Feature-based image registration for digital subtraction angiography. In Proc. SPIE, Bellingham, WA, 1993, vol. 1898, 24-31.

[20] Cox, GS; de Jager, G. Automatic registration of temporal image pairs for digital subtraction angiography. In Proc. SPIE, Bellingham, WA, 1994, vol. 2167, 188-199.

[21] Buzug, TM; Weese, J; Fassnacht, C; Lorenz, C. Using an entropy similarity measure to enhance the quality of DSA images with an algorithm based on template matching. In Visualization in Biomedical Computing (VBC '96), Lecture Notes in Computer Science, K. H. Höhne, R. Kikinis, Editors. Berlin, Germany: Springer-Verlag, 1996, vol. 1131, 235-240.

[22] Buzug, TM; Weese, J. Improving DSA images with an automatic algorithm based on template matching and an entropy measure. In Computer Assisted Radiology (CAR '96), International Congress Series, H. U. Lemke, M. W. Vannier, K. Inamura, A. G. Farman, Editors. Amsterdam, The Netherlands: Elsevier; 1996, vol. 1124, 145-150.

[23] Buzug, TM; Weese, J; Lorenz, C; Beil, W. Histogram-based image registration for digital subtraction angiography. In Image Analysis and Processing (ICIAP '97), Lecture Notes in Computer Science, A. Del Bimbo, Editor. Berlin, Germany: Springer-Verlag; 1997, vol. 1311, 380-387.

[24] Ko, CC; Mao, CW; Sun, YN. Multiresolution registration of coronary artery image sequences. Int. J. Med. Informatics, 1997, vol. 44 No. 2, 93-104.

[25] Buzug, TM; Weese, J. Image registration for DSA quality enhancement. Computer. Med. Imaging Graphics, 1998, vol. 22 No. 2, 103-113.

[26] Meijering, EHW; Zuiderveld, KJ; Viergever, MA. A fast technique for motion correction in DSA using a feature-based, irregular grid. In Medical Image Computing and Computer-Assisted Intervention (MICCAI '98), Lecture Notes in Computer Science, W. M. Wells, A. Colchester, S. Delp, Editors. Berlin, Germany: Springer-Verlag, 1998, vol. 1496, 590-597.

[27] Meijering, EHW; Zuiderveld, KJ; Viergever, MA. Image registration for digital subtraction angiography. Int. J. Comput. Vision, 1999, vol. 31, 227-246.

[28] Digalakis, VV; Ingle, VK; Manolakis, DG. Three-dimensional linear prediction and its application to digital angiography. Multi-dim. Syst. Sign. Process. , 1993, vol. 4,307-329.

[29] Maintz, JBA; Viergever, MA. A survey of medical image registration, Medical Image Analysis, 1998, vol. 2, 1-36.

[30] Meijering, EHW; Niessen, WJ; Viergever, MA. Retrospective motion correction in digital subtraction angiography:

A review. IEEE Trans. Med. Imag. , 1999, vol. 18,2-21.

[31] Zitova, B; Flusser, J. Image registration methods: A survey, Image and Vision Computing, 2003, vol. 21, 977-1000.

[32] Bentoutou, Y; Taleb, N; Chikr El Mezouar, M; Taleb, M; Jetto, L. An invariant approach for image registration in digital subtraction angiography. Pattern Recognition, 2002, vol. 35, 2853-2865.

[33] Bentoutou, Y; Taleb, N. Automatic extraction of control points for digital subtraction angiography image enhancement. IEEE Transactions on Nuclear Science, February 2005, vol. 52 No. 1, 238-246.

[34] Bentoutou, Y; Taleb, N. A 3-D space-time motion detection for an invariant image registration approach in digital subtraction angiography. Computer Vision and Image Understanding, Jan. 2005, vol. 97 No. 1, 30-50.

[35] Rosenfeld, A; Kak, AC. Digital picture processing. 2nd ed. , Academic Press, 1982, vol. 1, 245-250.

[36] Simon, JC; Haralick, RM. Digital image processing. Reidel D. Publishing Company; 1981, 109-115.

[37] Bookstein, FL. Principal warps: thin-plate splines and the decomposition of deformations. IEEE-PAMI. , 1989, vol. 11, 567-585.

[38] Canny, JF. A Computational Approach to Edge Detection. IEEE Trans. Pattern Analysis and Machine Intelligence, 1986, vol. 8 No. 6, 679-698.

[39] Barnea, DI; Silverman, HF. A class of algorithms for fast digital image registration. IEEE Trans. Comput. , 1972, vol. 21 No. 2, 179-186.

[40] Potel, MJ; Gustafson, DE. Motion correction for digital subtraction angiography. IEEE Frontiers of Engineering and Computing in Health Care: Proceedings of the 5 th Annual International Conference of the IEEE Engineering in Medicine and Biology Society; 1983, 166-169.

[41] Pratt, WK. Correlation techniques of image registration. IEEE Trans. Aerosp. Electron. Syst. , May 1974, vol. 10, 353-358.

[42] Venot, A; Lebruchec, JF; Roucayrol, JC. A new class of similarity measures for robust image registration. Comput. Vision Graph. Image Processing, 1984, vol. 28 No. 2,176-184.

[43] Venot, A; Golmard, JL; Lebruchec, JF; Pronzato, L; Walter, E; Frij, G; Roucayrol, JC. Digital methods for change detection in medical images. In Information Processing in Medical Imaging, F. Deconinck, Ed. Martinus Nijhoff: Dordrecht, The Netherlands; 1984, 1-16.

[44] Van Tran, L; Sklansky, J. Flexible mask subtraction for digital angiography. IEEE Trans. Med. Imag. , September, 1992, vol. 11, 407-415.

[45] Wilson, DL; Tarbox, LR; Cist, DB; Faul, DD. Image processing of images from peripheral-artery digital subtraction angiography (DSA) studies. In Proc. SPIE, Bellingham, WA, 1988, vol. 914, 765-771.

[46] Van Tran, L; Sklansky, J. Flexible mask subtraction for digital angiography. In Proc. SPIE, Bellingham, WA; 1988, vol. 939, 203-211.

[47] Mandava, VR; Fitzpatrick, JM; Pickens, DR. Adaptive search space scaling in digital image registration. IEEE Trans. Med. Imag. , March 1989, vol. 8, 251-262.

[48] Pickens, DR; Fitzpatrick, JM; Grefenstette, JJ; Price, RR; James, AE. A technique for automatic motion correction in DSA. In Proc. SPIE, Bellingham, WA, 1986, vol. 626, 268-274.

[49] Fitzpatrick, JM; Pickens, DR; Grefenstette, JJ; Price, RR; James, AE. Techniques for automatic motion correction in digital subtraction angiography. Opt. Eng. , 1987, vol. 26 No. 11, 1085-1093.

[50] Fitzpatrick, JM; Pickens, DR; Mandava, VR; Grefenstette, JJ. The reduction of motion artifacts in digital subtraction angiography by geometrical image transformations. In Proc. SPIE, Bellingham, WA, 1988, vol. 914, 379-386.

[51] Fitzpatrick, JM; Grefenstette, JJ; Pickens, DR; Mazer, M; Perry, JM. A system for image registration in digital

subtraction angiography. In Image Processing in Medical Imaging, C. N. de Graaf and M. A. Viergever, Editors. New York: Plenum, 1988,415-435.

[52] Fitzpatrick, JM; Pickens, DR; Perry, JM; Ge, Y. Experimental results of image registration in digital subtraction angiography with an in vivo phantom. In Proc. SPIE, Bellingham, WA, 1989, vol. 1092, 200-213.

[53] Fitzpatrick, JM; Pickens, DR; Chang, H; Ge, Y; Özkan, M. Geometrical transformations of density images. In Proc. SPIE, Bellingham, WA, 1989, vol. 1137,12-21.

[54] Chiang, JY; Sullivan, BJ. Coincident bit counting: A new criterion for image registration. IEEE Trans. Med. Imag. , January 1993, vol. 12, 30-38.

[55] Venot, A; Pronzato, L; Walter, E. Comments about the coincident bit counting (CBC) criterion for image registration. IEEE Trans. Med. Imag. , March 1994, vol. 13,565-566.

[56] Lehmann, T; Schmitt, W; Repges, R; Sovakar, A. Mathematical quality standards for digital free-hand subtraction radiography. Dentomaxillofacial Radiology, 1995, vol. 24 No. 2, 98.

[57] Buzug, TM; Weese, J; Fassnacht, C; Lorenz, C. Image registration: Convex weighting functions for histogram-based similarity measures. In CVRMed-MRCAS '97, Lecture Notes in Computer Science, J. Troccaz, E. Grimson, and R. Mösges, Editors. Berlin, Germany: Springer-Verlag, 1997, vol. 1205, 203-212.

[58] Buzug, TM; Weese, J; Fassnacht, C; Lorenz, C. Elastic matching based on motion fields obtained with a histogram-based similarity measure for {DSA}-image correction. In Computer Assisted Radiology and Surgery (CAR '97), International Congress Series, H. U. Lemke, M. W. Vannier, and K. Inamura, Editors. Amsterdam, The Netherlands: Elsevier; 1997, vol. 1134, 139-144.

[59] Buzug, TM; Weese, J; Strasters, KC. Motion detection and motion compensation for digital subtraction angiography image enhancement. Philips J. Research, 1998, vol. 51 No. 2, 203-229.

[60] Flusser, J; Suk, T. Degraded image analysis: an invariant approach. IEEE Trans. Pattern Analysis and Machine Intelligence, June 1998, vol. 20 No. 6, 590-603.

[61] Bentoutou, Y; Taleb, N; Kpalma, K; Ronsin, J. An automatic image registration for applications in remote sensing. IEEE Transactions on Geosciences and Remote Sensing, September 2005, vol. 43 No. 9, 2127-2137.

索 引

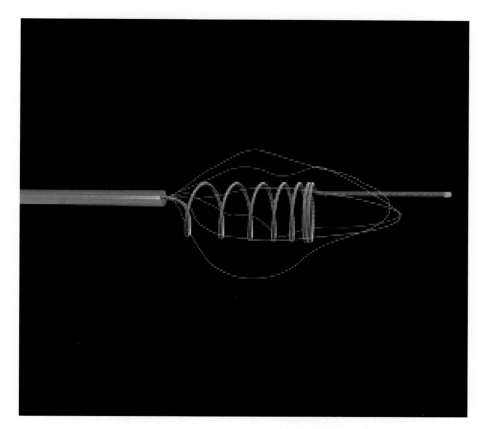

图 1-1

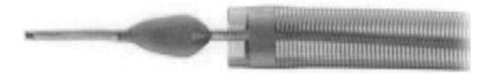

图 1-2

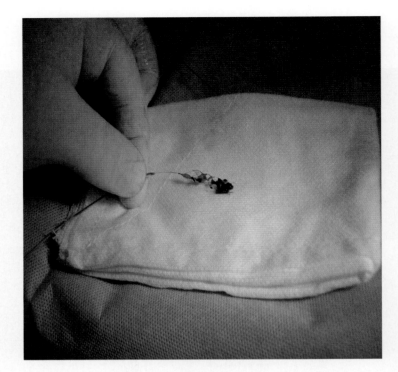

图 1-4 d

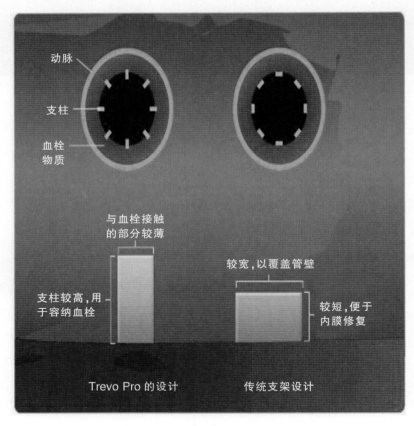

图 1-5 a

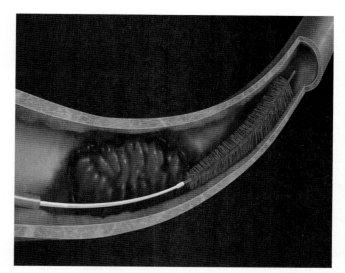

图 1-7

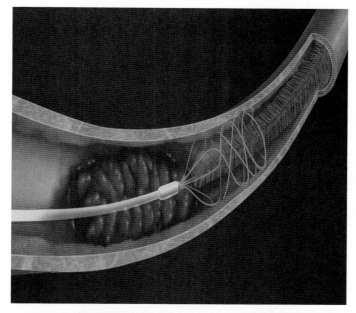

图 1-8

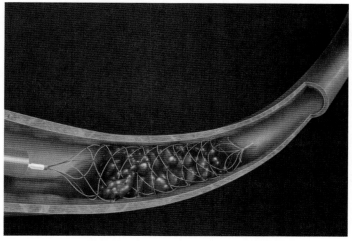

图 1-9

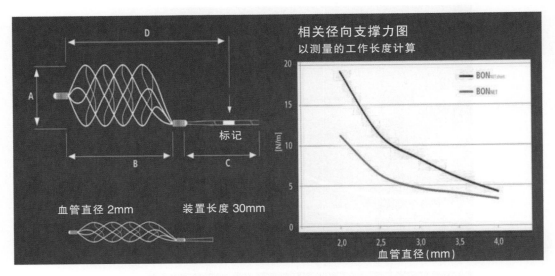

图 1-10

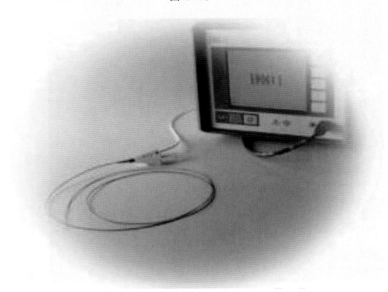

(a)

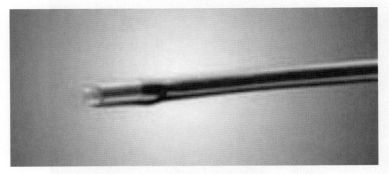

(b)

图 1-17

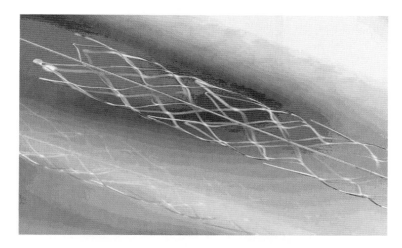

图 1-20

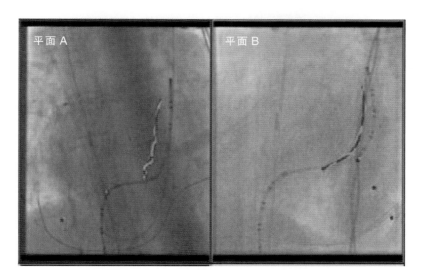

图 3-1

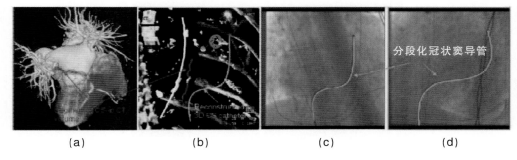

(a)　　　　　(b)　　　　　(c)　　　　　(d)

图 3-2

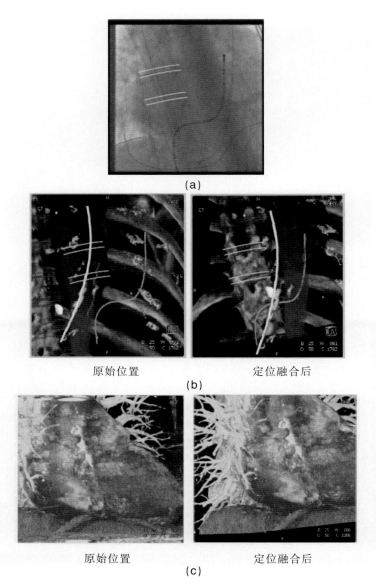

(a)

原始位置　　　　　　　　　定位融合后

(b)

原始位置　　　　　　　　　定位融合后

(c)

图 3-3

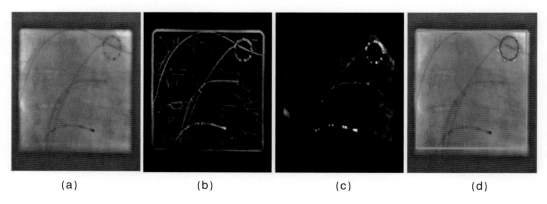

(a)　　　　　(b)　　　　　(c)　　　　　(d)

图 3-4

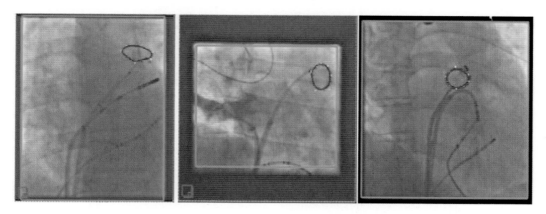

图 3-5

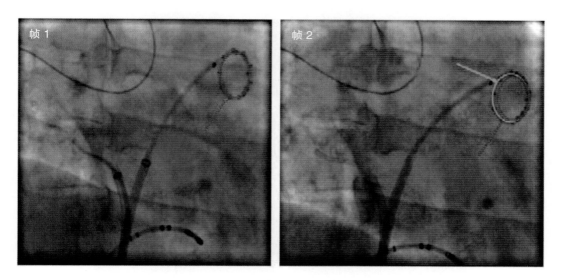

图 3-6

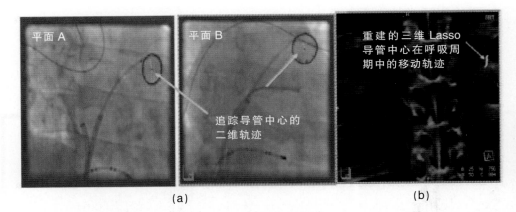

图 3-7

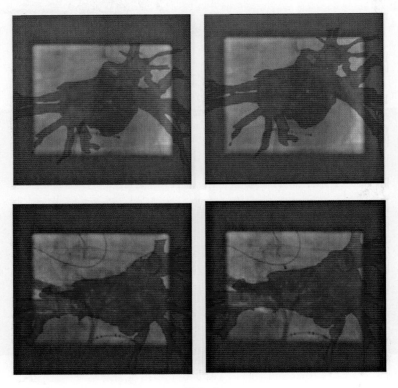

图 3-8